간호사를 위한 알기 쉬운 재무관리

임지영 노원정 지음

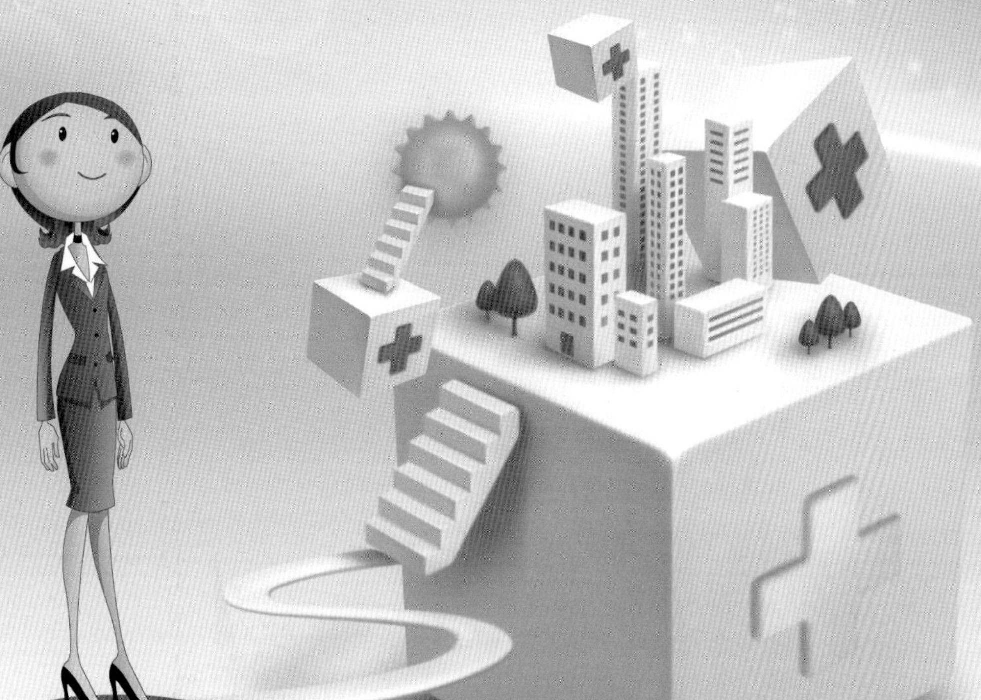

사이언스

저자약력

임지영

고려대학교 간호대학 졸업
고려대학교 간호학 박사 취득
고려대학교 경영대학원 MBA, 관리회계 전공
현 인하대학교 간호학과 교수
연구 분야: 간호원가관리, 간호성과관리
간호서비스 경제성 평가, 재가간호 시스템 구축 및 평가

노원정

고려대학교 간호대학 졸업
고려대학교 간호학 박사 취득
현 가천대학교 간호대학 교수
연구분야: 간호성과관리, 간호원가관리, 간호서비스 경제성 평가

간호사를 위한 알기 쉬운 재무관리는 한국연구재단의 지원을 받아 개발한 웹기반 간호사 재무관리 역량강화 교육프로그램의 교육 교재입니다. 온라인 동영상 교육과 함께 학습할 수 있도록 구성되었습니다. 동영상 교육은 인하대학교 평생교육원(http://igec.inha.ac.kr)의 인하 OCW 메뉴의 주제별 강의 또는 한국교육학술정보원에서 운영하는 KOCW(www.kocw.net) 사이트의 인하대학교 배너를 통해 무료 동영상에 접속하여 이용할 수 있습니다.

간호사를 위한 알기쉬운 재무관리

초판 1쇄 발행 | 2014년 1월 5일
초판 2쇄 발행 | 2015년 4월 6일
지 은 이 | 임지영, 노원정
발 행 인 | 황경수
발 행 처 | HN사이언스
주 소 | 121-869 서울시 마포구 연남동 567-30 2층
전 화 | (02)333-7781~2
팩 스 | (02)338-5293
E-mail | hn6569@chol.com
출판등록번호 | 제313-2011-55호

정가 20,000원

ISBN 978-89-965971-9-3 93510

머리말

저자는 오랫동안 간호의 성과가 무엇일까 그리고 그 성과를 어떻게 보이고 소통시켜야 할까에 대해 고민하여 왔다. 간호관리학을 전공하게 된 가장 근원적인 동기도 이에 대한 답을 구하고자 하는 마음이었다고 할 수 있다.

3년이라는 짧은 병원 간호사 경험을 통해 병원이라는 거대 조직 내에서 간호가 분명 필수불가결한 역할을 수행하고 있음에도 불구하고 매우 저평가되고 있음을 느끼고 이를 바로잡을 수 있는 방법을 찾기 시작했었던 것 같다.

실제 재무관리나 재무분석에 대하여 간호학생 시절일 때만 해도 왜 간호사가 그런 것을 알아야 하는지, 그 필요성조차도 느끼지 못하였던 영역인데 후에 병원 생활을 거쳐 간호성과에 대해 공부하면 할수록 조직 경영의 기본 보고서인 재무제표를 모르고서는 병원 경영의 핵심정보에 접근하기가 어렵다는... 아니 거의 불가능하다는 사실을 깨달았다.

오늘날 간호실무도 하루가 다르기 진화하고 있고 간호사에게 주어지는 역할도 점점 커져가기만 하는 현 상황에서 재무정보 분석까지 간호사에게 요구하는 것은 무리라고 여기는 분들도 많을 것이다.

하지만 간곡히 전하건 대, 병원 안에서의 간호사에 대한 처우 개선, 권한 신장, 전문적 역할 인정을 이루기 위해서는 반드시 경영의 언어를 이해하고 이를 활용할 수 있어야 한다. 바로 이 경계가 worker와 manager를 구분하는 기준점이 되기 때문이다.

바라건대 본 책이 비록 미미하지만 병원 경영자로서의 간호관리자를 꿈꾸는 이 시대의 많은 간호사에게 nurse specialist에서 nurse manager 나아가 nurse executive가 되는 초석이 되길 바란다.

저자 일동

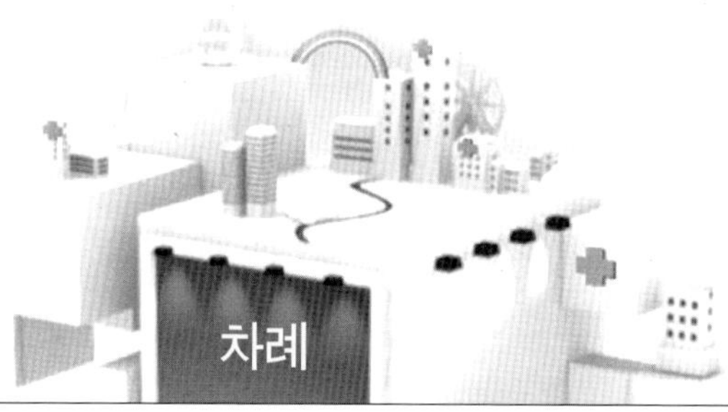

차례

제1부 재무관리 이해

제2부 재무제표 분석

제3부 재무비율 활용

제1부

재무관리 이해

제1장

재무관리의 필요성

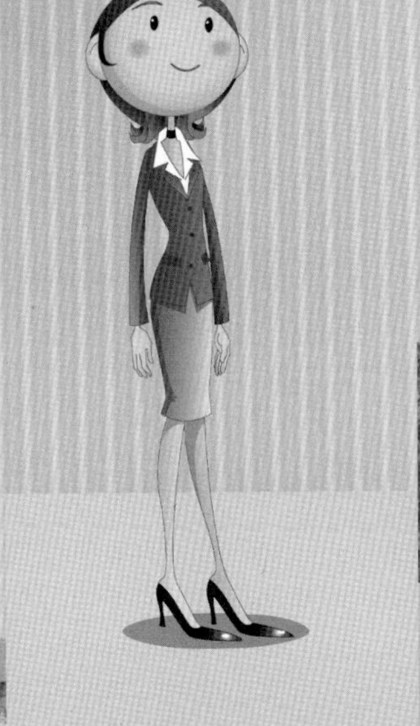

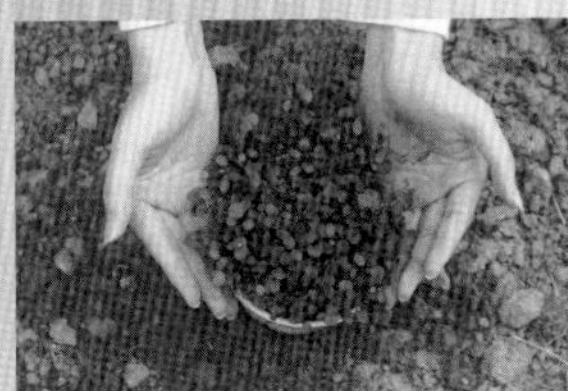

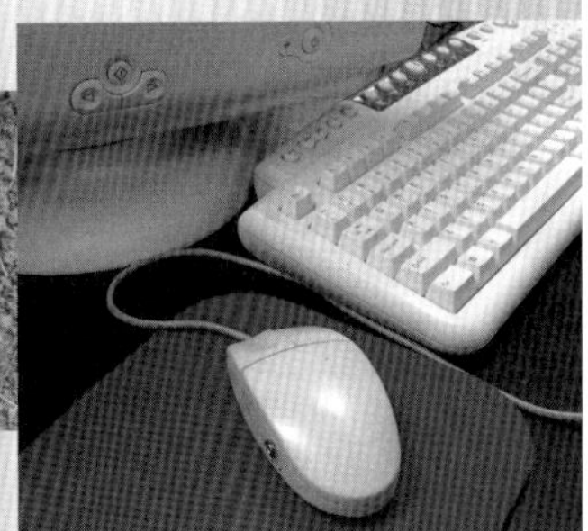

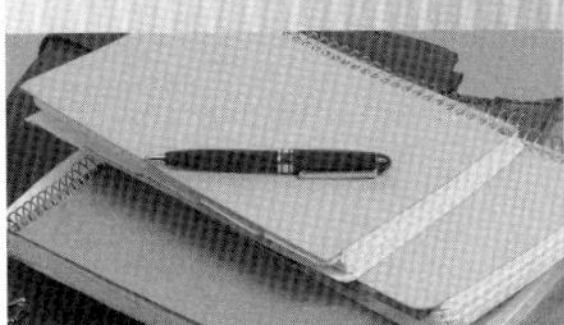

학습목표

1. 기업의 일반적인 경영활동과 병원경영활동을 비교하여 그 유사성을 설명할 수 있다.
2. 재무정보 비대칭과 간호사의 역할을 설명할 수 있다.
3. 최신 병원경영분석 경향을 파악할 수 있다.

학습내용

1. 경영활동과 재무정보
2. 병원 재무관리 현황

1. 경영활동과 재무정보

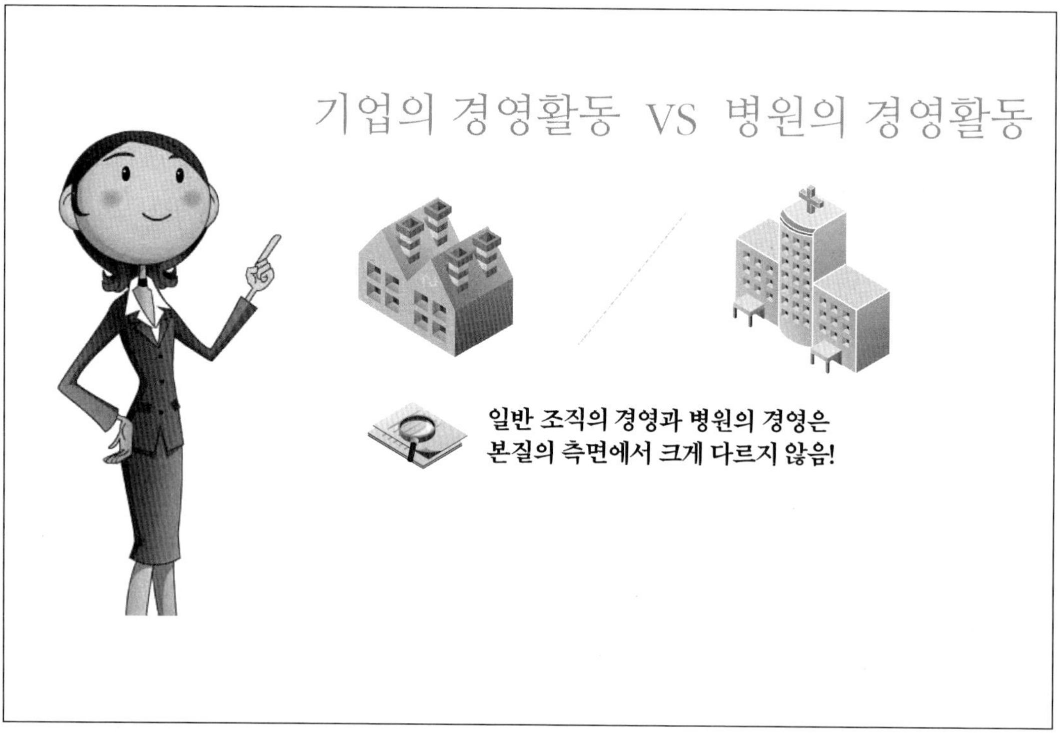

- 일반적으로 많은 간호사들이 기업의 경영과 병원의 경영이 다르다고 생각
- 실질적으로 들여다 보면 일반 기업의 경영과 병원의 경영은 본질의 측면에서 크게 다르지 않음

1. 경영활동과 재무정보

1) 기업의 경영활동과 병원의 경영활동

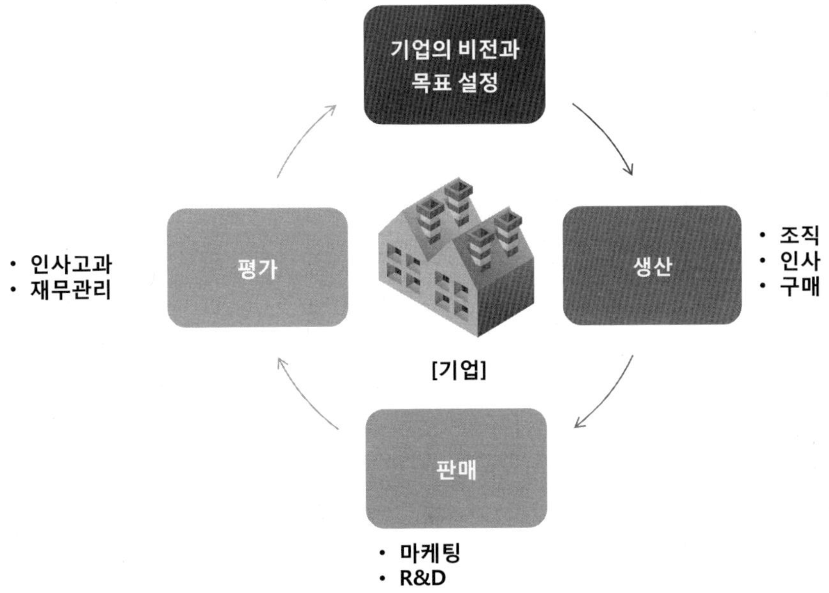

- 기업은 매해 연 초에 새로운 해에 달성하고자 하는 조직의 비전과 목표를 설정
- 이를 달성하기 위해 새로운 팀을 구성하거나 기존의 조직을 해체, 새로운 업무를 추진하기 적합한 새로운 인재를 모집, 선발, 채용하거나 기존의 경력직 사원의 업무능력을 개발하여 새로운 과업 부과 및 제품이나 서비스 생산에 필요한 원자재, 기계, 설비, 재료 등을 구입
- 이러한 준비를 거쳐 제품이 완성되면 제품을 소비자에게 어떻게 알려서 판매할 것 인지에 대해 마케팅 부서에서 구체적인 활동 전략을 수립하고, 소비자의 욕구에 맞는 새로운 제품 출시를 위해 끊임없는 R&D(연구 및 개발) 활동 수행
- 연말에는 다시 1년간 기업을 운영한 결과 성과창출에 가장 기여한 사람이 누구인지 파악하고, 가장 이익을 낸 제품은 어떤 것인지, 가장 많이 판매된 제품의 특징은 무엇인지 등을 분석, 평가하여 새로운 한 해를 출발하기 위한 근거자료로 활용
- 기업에서의 경영활동은 부분 부분이 각자 따로 떨어져 있는 것이 아님

1. 경영활동과 재무정보

1) 기업의 경영활동과 병원의 경영활동

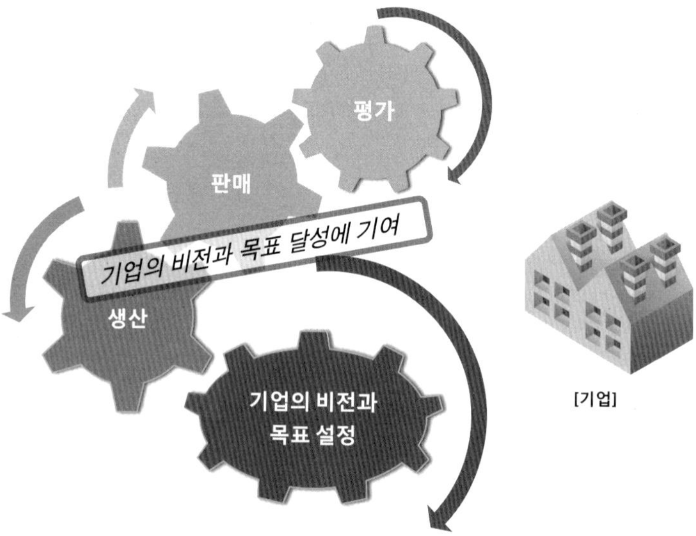

- 기업의 경영활동은 서로 독립적으로 역할과 기능을 수행
- 독립적 역할과 기능이 톱니바퀴처럼 맞물려 돌아가 기업의 비전과 목표 달성에 기여

1. 경영활동과 재무정보

1) 기업의 경영활동과 병원의 경영활동

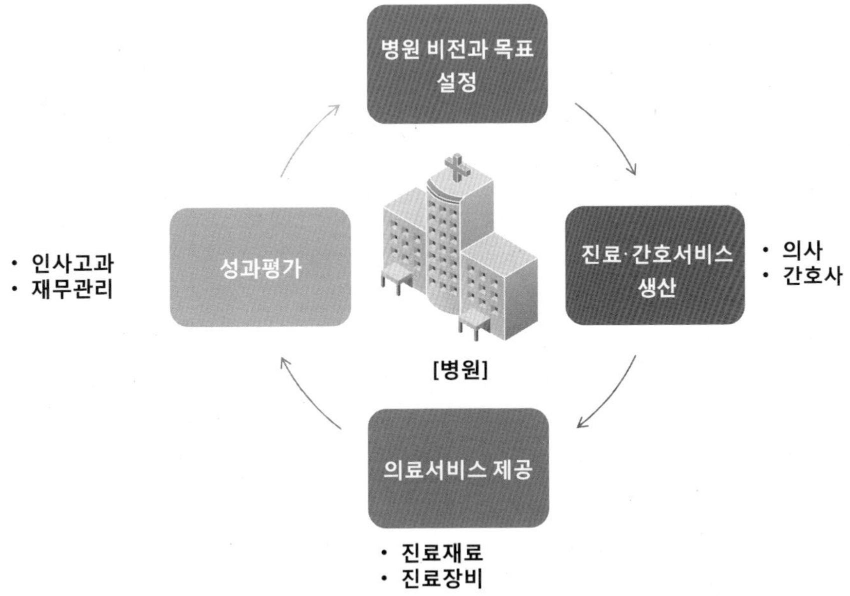

- 병원도 연초에 병원의 비전과 달성하여야 할 목표 설정
- 이를 수행하기 위해 의사와 신규 간호사 채용
- 진료재료와 의료장비 구매, TFT 구성 및 기존 팀 재구성 등을 통해 진료서비스와 간호서비스를 준비하였다가 환자가 병원을 찾았을 때 준비된 서비스 제공 및 대가 수령
- 이러한 일련의 의료활동이 진행되다가 연말 시점에는 일반 기업에서와 마찬가지로 병원의 성과 창출에 가장 기여한 사람이 누구인지를 파악하여 인센티브를 지급하거나 표창을 수여하고, 가장 이익을 낸 의료서비스는 어떤 것인지, 가장 환자를 많이 유치한 진료과는 어느 과인지 등을 분석, 평가하여 새로운 한 해를 출발하기 위한 근거자료로 활용

1. 경영활동과 재무정보

1) 기업의 경영활동과 병원의 경영활동

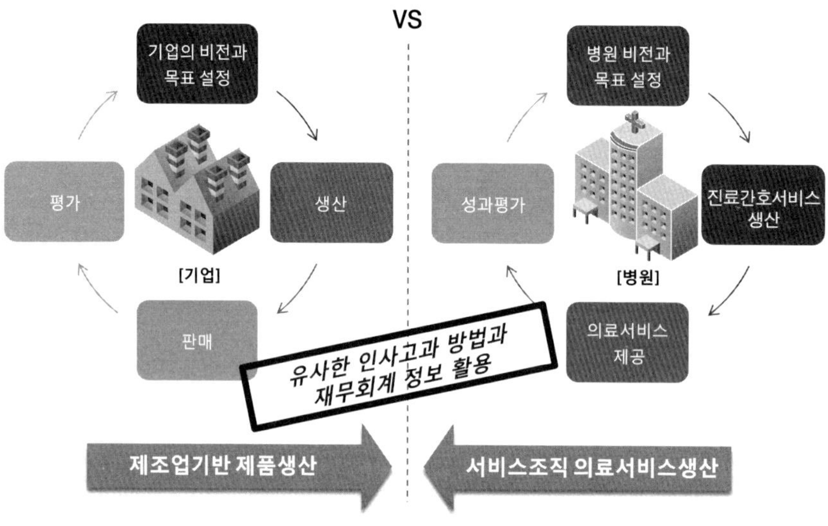

- 일반 기업의 경영과 병원의 경영은 본질의 측면에서 크게 다르지 않음
- 일반 기업은 주로 제조업 기반으로 제품을 생산하고, 병원은 서비스조직으로 의료서비스를 생산
- 이를 평가하여 다음 해의 비전과 목표 설정에 반영한다는 측면에서 매우 유사한 인사고과 방법과 재무회계 정보를 활용
- 이것이 간호사가 재무정보 활용에 대한 학습이 필요한 이유

1. 경영활동과 재무정보

2) 재무정보비대칭과 관리자의 역할

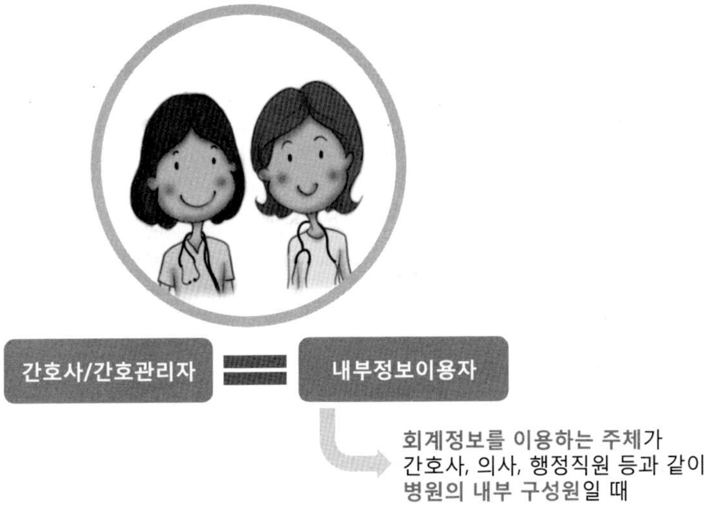

- 내부정보이용자: 회계정보를 이용하는 주체가 환자, 소비자 단체, 국민건강보험공단과 같은 병원 밖의 대상자가 아니라 간호사, 간호관리자, 의사, 행정직원 등과 같이 병원의 내부 구성원

1. 경영활동과 재무정보

2) 재무정보비대칭과 관리자의 역할

정보비대칭 **한 쪽은 정보를 많이 가지고 있는 반면 다른 한 쪽은 상대적으로 적은 정보를 가지고 있는** 불균형 또는 불형평 관계

예 학교에서 이루어지는 시험의 경우 교사와 학생간 정보비대칭 발생

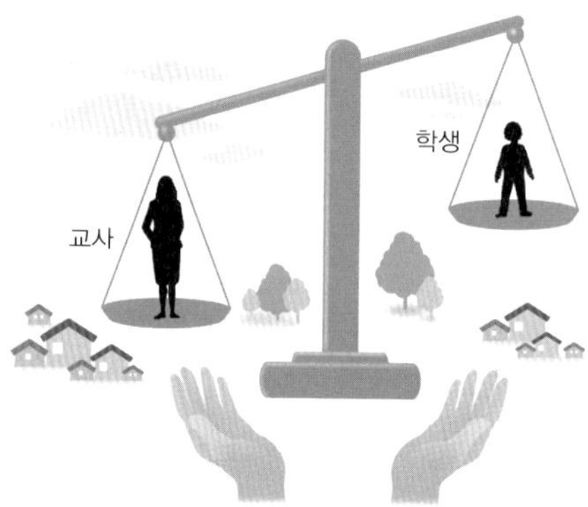

- 조직을 운영하는 과정 중에는 불가피하게 정보비대칭이 발생
- 정보비대칭: 한 쪽은 정보를 많이 가지고 있는 반면, 다른 한 쪽은 상대적으로 적은 정보를 가지고 있는 불균형 또는 불형평 관계

예 학교에서 이루어지는 시험의 경우 교사는 시험에 대한 정보를 많이 가지고 있는 반면, 학생은 상대적으로 시험에 대해 적은 정보를 가지고 있기 때문에 정보비대칭이 발생

1. 경영활동과 재무정보

2) 재무정보비대칭과 관리자의 역할

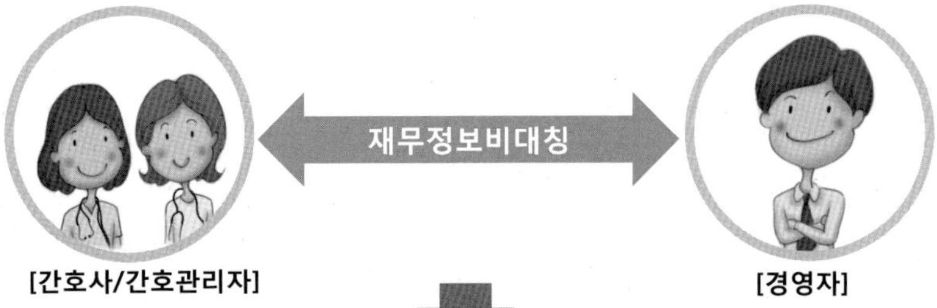

정보를 많이 가진 쪽이 자신의 입장에 유리하게 정보를 가공, 분석하여 사용할 가능성이 높음

재무정보비대칭과 관련하여 이를 은폐, 조작하여 정보를 적게 가진 쪽이 피해를 입게 되는 상황이 발생할 수도 있음

현대 조직경영에서는 조직경영의 주요 정보를 내/외부의 이용자들에게 신뢰할 수 있고 합리적인 수준으로, 정해진 원칙에 근거하여 공시하도록 하여 정보비대칭을 줄이고자 함

- 병원에서도 간호사는 경영자보다 병원경영에 대한 정보를 많이 가지고 있지 못하기 때문에 함께 병원에 근무하는 구성원의 입장임에도 불구하고 양자간에는 정보비대칭 관계가 성립
- 문제는 이러한 정보비대칭의 관계에서는 정보를 많이 가진 쪽이 자신의 입장에 유리하게 정보를 가공, 분석하여 사용할 가능성이 높다는 점
- 재무정보비대칭과 관련하여 이를 은폐, 조작하여 정보를 적게 가진 쪽이 피해를 입게 되는 상황 발생 가능

  예 매스컴을 장식하는 분식회계, 업무상 배임, 횡령 등

- 현대 조직 경영: 투명경영, 윤리경영이라 하여 조직 경영의 주요 정보를 내/외부의 이용자들에게 신뢰할 수 있고 합리적인 수준으로, 정해진 원칙에 근거하여 공시하도록 하여 정보비대칭을 줄이려 노력

1. 경영활동과 재무정보

2) 재무정보비대칭과 관리자의 역할

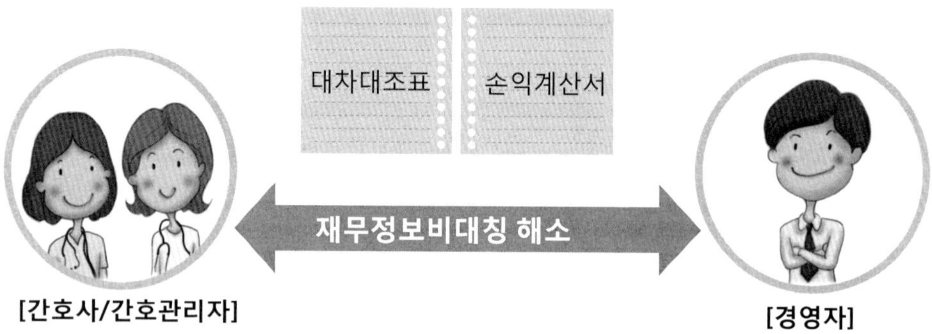

- 재무정보 비대칭을 해소할 수 있도록 조정역할: 대차대조표와 손익계산서와 같은 재무제표

1. 경영활동과 재무정보

2) 재무정보비대칭과 관리자의 역할

"현대 사회에서 조직의 존폐를 결정하는 핵심 성공요인은?"

정보 공개, 투명경영 → 구성원의 합의된 비전과 목표 창출

달성한 성과 → 합리적으로 분석, 평가하여 배분

간호사도 간호사가 병원경영에 기여하는 바를
합리적으로 분석, 평가하고 그 성과를 **배분할 수 있도록**
기초적인 재무정보 분석 역량을 갖추어야 함

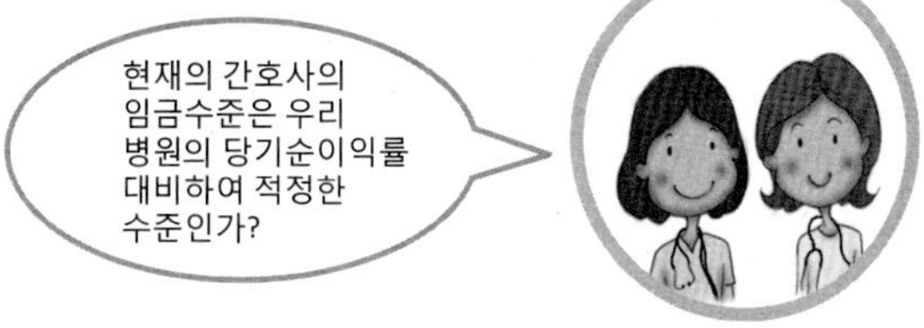

- 현대 사회에서 조직의 존폐를 결정하는 핵심 성공요인: 정보 공개와 투명경영을 통해 구성원의 합의된 비전과 목표 창출 및 달성한 성과를 합리적으로 분석, 평가하여 배분
- 간호사도 간호사가 병원경영에 기여하는 바를 합리적으로 분석, 평가하고 그 성과를 배분할 수 있도록 기초적인 재무정보 분석 역량을 갖추는 것이 필요
- 만약 '현재의 간호사의 임금수준은 우리 병원의 당기순이익률에 대비하여 적정한 수준인가?' 와 같은 질문에 명확한 답을 할 수 있다면 이미 당신은 상당한 수준의 재무분석가이고 간호관리자임

2. 병원 재무관리 현황

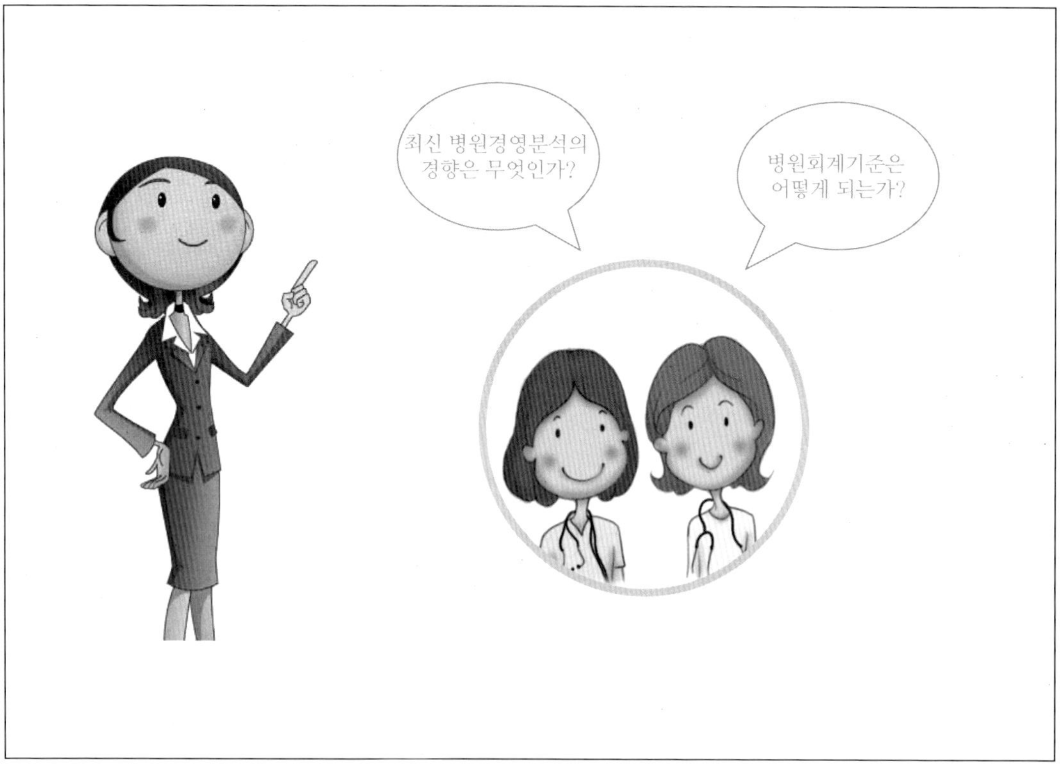
최신 병원경영분석의
경향은 무엇인가?
병원회계기준은
어떻게 되는가?

- 최신 병원경영분석 경향
- 병원 회계 기준

2. 병원 재무관리 현황

1) 병원경영분석

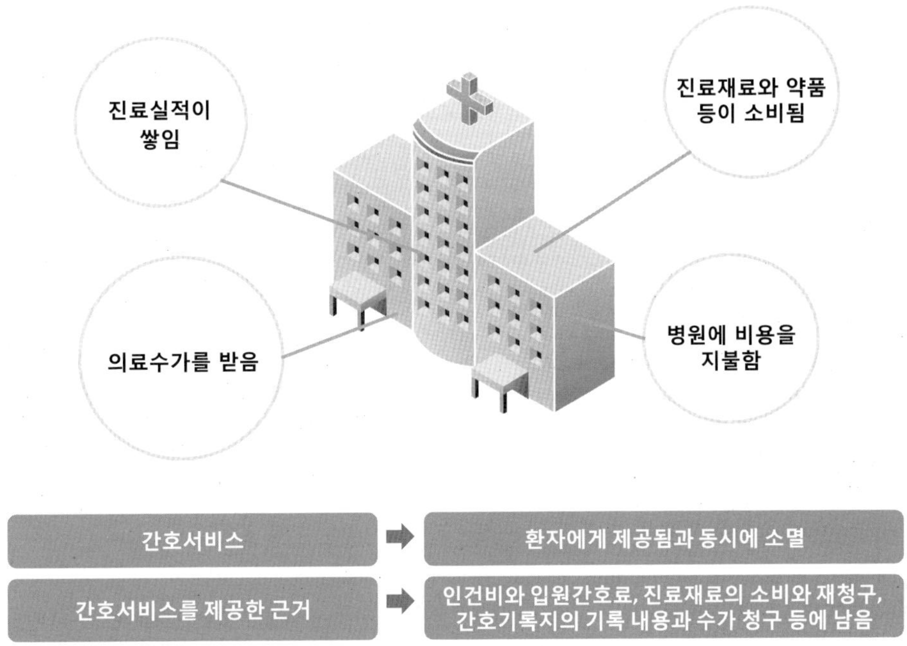

- 병원을 찾아온 환자들을 열심히 간호하고 있는 지금 이 순간에도 병원 전체의 운영 관점에서 볼 때는 진료 실적이 쌓임
- 다른 한편으로는 치료를 위해 준비해 두었던 진료재료와 약품 등이 소비되고 있음
- 이러한 과정에서 치료를 받은 환자는 병원에 비용을 지불함
- 병원은 치료의 대가로 의료수가를 받는 의료서비스 활동이 끊임없이 일어나고 있음
- 우리가 제공하는 간호서비스는 서비스이기 때문에 환자에게 제공됨과 동시에 소멸
- 간호사가 환자에게 간호서비스를 제공했다는 흔적은 인건비와 입원간호료, 진료재료의 소비와 재청구, 간호기록지의 기록 내용과 수가 청구 등의 활동 속에 남아 있음

2. 병원 재무관리 현황

1) 병원경영분석

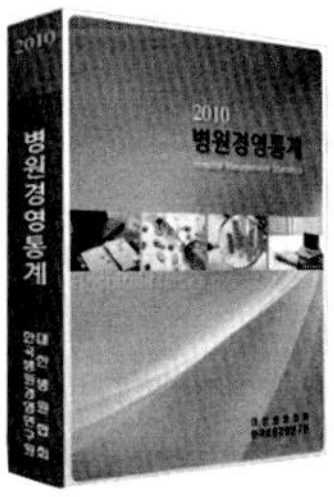

병원경영통계

- 한국병원경영연구원과 대한병원협회가 매년 발간하는 보고서
- 병원들로부터 제출 받은 자료를 이용하여 병원의 손익계산서, 대차대조표, 진료 통계 및 인력과 시설현황에 대한 분석 자료 제공
- 재무분석 결과(안전성, 수익성, 성장성, 활동성)도 제시
  → 병원의 경영진단과 경영기법의 과학화, 의료관련 정책수립에 폭넓게 활용

병원경영분석

- 병원경영분석은 보건복지부와 한국보건산업진흥원에서 주관하여 발간하는 보고서
- 재무, 생산성, 환자진료실적, 의료수익, 인력, 시설 및 기타로 구분하여 병원의 유형과 규모에 따른 경영분석 자료 제공

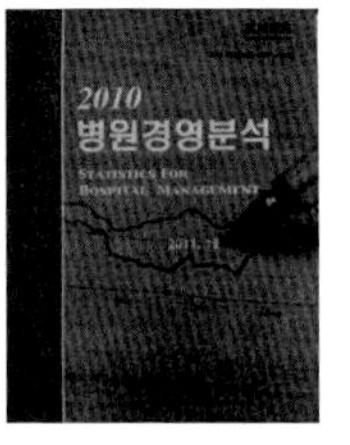

- **오늘날의 간호사는 병원이라는 거대 조직 내에서 간호의 역할이 확장됨에 따라 더욱 탁월한 관리자와 경영자로서의 역할이 기대되고 있음**
- **의료서비스의 판매를 통해 살아가고 있는 병원경영의 생리를 잘 파악하여 활용해야 함**

- 현재 우리나라에서는 이러한 흔적들을 체계적으로 관리하고 원칙에 맞게 재구성하여 병원경영에 관한 정보를 생성할 목적으로 병원경영 자료를 발간
- 대표적인 자료: 병원경영통계, 병원경영분석
- 병원경영통계: 한국병원경영연구원과 대한병원협회가 매년 발간하는 보고서
  - 병원들로부터 제출받은 자료를 이용하여 병원의 손익계산서, 대차대조표, 진료 통계 및 인력과 시설현황에 대한 분석 자료 제공
  - 안전성, 수익성, 성장성, 활동성 과 같은 재무분석 결과도 제시하여 병원의 경영진단과 경영기법의 과학화 그리고 의료관련 정책수립에 폭넓게 활용할 수 있는 근거자료를 제시
- 병원경영분석: 보건복지부와 한국보건산업진흥원에서 주관하여 발간하는 보고서
  - 재무, 생산성, 환자진료실적, 의료수익, 인력, 시설 및 기타로 구분하여 병원의 유형과 규모에 따른 경영분석 자료 제공
- 오늘날의 간호사는 병원이라는 거대 조직 내에서 간호의 역할이 확장됨에 따라 더욱 탁월한 관리자와 경영자로서의 역할이 기대되고 있으며 이러한 역할을 원활히 수행하기 위해서는 의료서비스의 판매를 통해 살아가고 있는 병원경영의 생리를 잘 파악하여 활용해야 함

2. 병원 재무관리 현황

2) 병원회계기준

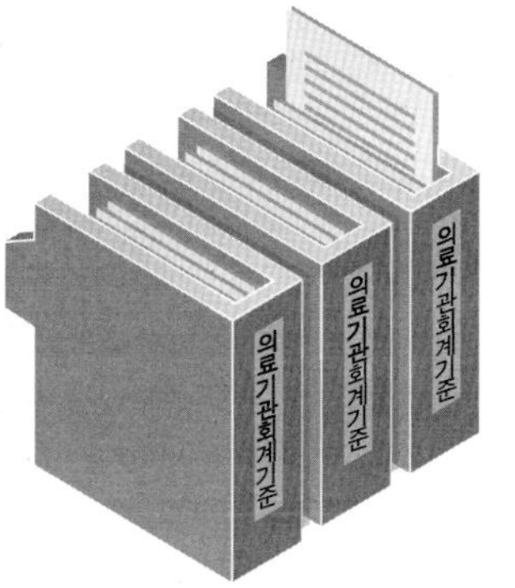

의료기관 회계기준: 의료법 제62조의 규정에 따라 의료기관의 개설자가 준수하여야 하는 회계처리 및 재무보고서 작성 방법에 대한 근거 제시

- 대표적인 병원회계 관련 규정: 의료기관회계기준 규칙
- 의료기관회계기준: 의료법 제62조의 규정에 따라 의료기관의 개설자가 준수하여야 하는 회계처리 및 재무보고서 작성 방법에 대한 근거를 제시한 것

2. 병원 재무관리 현황

2) 병원회계기준

"100병상 이상에 대해 의료기관회계기준 규칙 적용"

구분	일반 의료기관		대학병원	전 의료기관
시행기간	1981~1989	1990~1998	2000~	2004~
회계기준명	병원회계준칙	병원회계처리지침	대학병원 회계처리준칙	의료기관 회계기준 규칙
근거	자율	보건사회부 훈령 제590호	자율	의료법 제62조
제정주체	대한병원협회	보건사회부	전국대학병원 경리부서장 협의회	보건복지부
대상	병원급 이상 의료기관	100병상 이상	대학병원	300병상 이상(2004) 200~300병상(2005) 100~200병상(2006)

- 본 기준에 따르면 2004년에 300병상 이상 종합병원으로부터 시작
- 2006년 이후 부터는 우리나라의 100병상 이상의 모든 종합병원은 의료기관회계기준을 준수한 재무제표를 작성하도록 규정

2. 병원 재무관리 현황

2) 병원회계기준

의료법 제62조(의료기관회계기준)

1. 의료기관 개설자는 의료기관 회계를 투명하게 하도록 노력하여야 한다.
2. 보건복지부령으로 정하는 일정 규모 이상의 종합병원 개설자는 회계를 투명하게 하기 위하여 의료기관 회계기준을 지켜야 한다.
3. 제2항에 따른 의료기관 회계기준은 보건복지부령으로 정한다.

의료기관회계기준의 목적은 의료기관 회계의 투명성을 확보하기 위함

- 의료기관회계기준에 따라 의료기관 개설자는 의료기관 회계를 투명하게 하도록 노력해야 함
- 보건복지부령으로 정하는 일정 규모 이상의 종합병원 개설자는 회계를 투명하게 하기 위하여 의료기관 회계기준을 지켜야 함
- 의료기관회계기준의 목적: 의료기관 회계의 투명성 확보

2. 병원 재무관리 현황

2) 병원회계기준

의료기관 회계기준 규칙(보건복지부령 제42호)

- 대상 : 100병상 이상 종합병원
- 재무제표 : 대차대조표, 손익계산서, 기본금변동계산서, 현금흐름표
- 재무제표 제출 : 매 회계연도 종료일부터 3월 이내에 보건복지부 장관에 제출
- 회계연도 : 12월말(대학 병원은 2월말)

- 대상: 100병상 이상 종합병원
- 재무제표 제출: 대상 병원은 매 회계연도 종료일로부터 3개월 이내에 재무제표와 부속명세서 서류를 첨부한 결산서를 보건복지부장관에게 제출
- 병원의 회계연도: 당해 1월 1일부터 12월 31일까지

–사립학교 부속 병원의 경우- 사립학교의 학년도에 따라 당해 3월 1일부터 그 다음해 2월 28일까지

2. 병원 재무관리 현황

(부록)의료기관 회계기준 규칙 요약

[시행 2011. 2.10] [보건복지부령 제42호, 2011. 2.10, 타법개정] 보건복지부 (의료자원과), 02-2023-7327

제1조(목적)
이 규칙은 「의료법」 제62조에 따라 의료기관의 개설자가 준수하여야 하는 의료기관 회계기준을 정함으로써 의료기관 회계의 투명성을 확보함을 목적으로 한다. 〈개정 2007.7.27〉

제2조(의료기관 회계기준의 준수대상)
① 「의료법」 제62조제2항에 따라 의료기관 회계기준을 준수하여야 하는 의료기관의 개설자는 100병상 이상의 종합병원 (이하 "병원" 이라 한다)의 개설자를 말한다. 〈개정 2007.7.27, 2011.2.10〉
② 제1항에 따른 병상 수는 해당 병원의 직전 회계연도의 종료일을 기준으로 산정한다. 〈신설 2007.7.27〉

제3조(회계의 구분)
① 병원의 개설자인 법인(이하 "법인" 이라 한다)의 회계와 병원의 회계는 이를 구분하여야 한다.
② 법인이 2 이상의 병원을 설치 · 운영하는 경우에는 각 병원마다 회계를 구분하여야 한다.

제4조(재무제표)
① 병원의 재무상태와 운영성과를 나타내기 위하여 작성하여야 하는 재무제표는 다음 각호와 같다.
1. 대차대조표
2. 손익계산서
3. 기본금변동계산서(병원의 개설자가 개인인 경우를 제외한다)
4. 현금흐름표

② 제1항의 규정에 의한 재무제표의 세부작성방법은 보건복지부장관이 정하여 고시한다. 〈개정 2008.3.3, 2010.3.19〉

제5조(회계연도)
병원의 회계연도는 정부의 회계연도에 따른다. 다만, 「사립학교법」에 따라 설립된 학교법인이 개설자인 병원의 회계연도는 동법 제30조의 규정에 의한 사립학교의 학년도에 따른다. 〈개정 2007.7.27〉

제6조(계정과목의 표시)
제4조의 규정에 의한 재무제표는 이 규칙에서 정한 계정과목을 사용하여야 한다. 다만, 계정과목을 정하지 아니한 것은 그 성질이나 금액이 유사한 계정과목으로 통합하여 사용하거나 그 내용을 나타낼 수 있는 적절한 계정과목을 신설하여 사용할 수 있다.

제7조(대차대조표)

① 대차대조표는 대차대조표 작성일 현재의 자산 · 부채 및 자본에 관한 항목을 객관적인 자료에 따라 작성하여야 한다.

② 제1항의 규정에 의한 대차대조표는 별지 제1호 서식에 의한다.

제8조(손익계산서)

① 손익계산서는 회계기간에 속하는 모든 수익과 이에 대응하는 모든 비용을 객관적인 자료에 따라 작성하여야 한다.

② 제1항의 규정에 의한 손익계산서는 별지 제2호 서식에 의한다.

제9조(기본금변동계산서)

① 기본금변동계산서는 기본금과 이익잉여금의 변동 및 수정에 관한 사항을 객관적인 자료에 따라 작성하여야 한다.

② 제1항의 규정에 의한 기본금변동계산서는 별지 제3호 서식에 의한다.

제10조(현금흐름표)

① 현금흐름표는 당해 회계기간에 속하는 현금의 유입과 유출내용을 객관적인 자료에 따라 작성하여야 한다. 다만, 병원의 개설자가 「사립학교법」에 따라 설립된 학교법인 또는 「지방공기업법」에 따라 설립된 지방공사인 경우에는 자금수지계산서로 이를 갈음할 수 있다. 〈개정 2007.7.27〉

② 제1항의 규정에 의한 현금흐름표는 별지 제4호 서식에 의한다.

제11조(결산서의 제출)

병원의 장은 매 회계연도 종료일부터 3월 이내에 다음 각호의 서류를 첨부한 결산서를 보건복지부장관에게 제출하여야 한다.

〈개정 2008.3.3, 2010.3.19〉

1. 대차대조표와 그 부속명세서
2. 손익계산서와 그 부속명세서
3. 기본금변동계산서(병원의 개설자가 개인인 경우를 제외한다)
4. 현금흐름표

부칙 〈 제42호, 2011.2.10〉 (의료법 시행규칙)

제1조(시행일) 이 규칙은 공포한 날부터 시행한다. 〈단서 생략〉

제2조(다른 법령의 개정) ① 의료기관 회계기준 규칙 일부를 다음과 같이 개정한다.
제2조 중 "「의료법」 제69조제2항" 을 "「의료법」 제62조제2항" 으로 한다.
②부터 ④까지 생략

2. 병원 재무관리 현황

2) 병원회계기준

재무제표 세부 작성방법(보건복지부고시 제2003-78호)

- 재무제표 작성 원칙
- 계정과목 상세 설명

"본 교육과정에서는 의료기관회계기준에서 설명하고
있는 대차대조표와 손익계산서를 중심으로
그 의미를 파악하고 이를 활용하여 분석하는
재무관리 방법에 대해 학습하도록 하겠습니다."

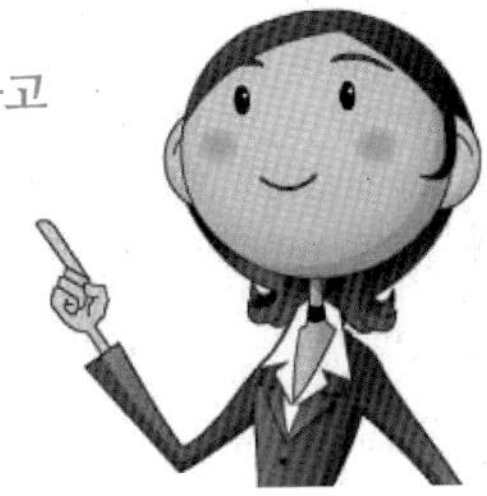

- 의료기관회계기준은 기업회계기준을 따라 이를 병원 상황에 맞게 재구성한 것
- 재무제표 계정과목의 표시와 작성방법, 대차대조표 구성요소, 손익계산서 구성요소 등에 대한 설명을 다루고 있음

2. 병원 재무관리 현황

(부록)의료기관 회계기준 재무제표 세부작성 방법 요약

일반적 작성기준

: 신뢰성, 이해가능성, 중요성, 비교가능성, 계속성, 보수적 관점, 경제적 실질

관련 규정 외의 사항은 일반적으로 인정된 회계관행에 따라 처리 (Generally Accepted Accounting Principle: GAAP)

대차대조표 및 손익계산서 작성방법

구분	내용
대차대조표	• 표시요령 : 총액 표시, 유동성 구분은 1년, 미결산 항목(가지급, 가수금 등) 사용 금지 • 고유목적사업준비금은 고정부채 • **자산 평가 : 현저하게 낮은 가격 혹은 무상으로 증여받은 자산은 시가로 평가** - 지가공시 및 토지 등의 평가에 관한 법률에 의한 감정평가액이 원칙(토지는 공시지가 가능) • **진료비 청구액의 삭감** - 심사 완료되어 수납할 금액 확정시 미수금과 수익 상계처리 - 이의신청 후 수납된 경우는 의료수익 계상(신청 시는 비망기록)
손익계산서	• **수익 인식은 실현시기 기준, 수익과 비용 대응 원칙** • **의료수익은 감면을 차감한 후의 수익 계산** - 진료비에누리(할인) : 사전 약정한 할인율 적용으로 감액 - 진료비감면 : 의료미수금 계상되었으나, 환자의 지불능력부족 등으로 감액 - 연구용환자, 자선환자감면: 수납한 진료비만을 수익으로 계상 • **재료비에누리(할인)은 매입액에서 직접 차감하여 표시** - 매입에누리 : 대금지불조건에 따라 감액 - 매입할인 : 채무의 조기 변제에 따른 할인 • 국고보조금 - 지자체의 지방공사의료원에 대한 의료급여환자 적자 보전과 공공병원의 차관 등 이자와 운영적자 보전으로 의료외수익 처리 - 시설투자목적시는 기타기본금 처리

정리하기

1. 경영활동과 재무정보

■ 정보비대칭

- 한 쪽은 정보를 많이 가지고 있는 반면 다른 상대방은 상대적으로 적은 정보를 가지고 있는 관계

■ 재무제표

- 재무적 정보 비대칭을 해소할 수 있도록 조정 역할
- 대차대조표, 손익계산서 등 포함

2. 병원 재무관리 현황

■ 간호관리자의 역할

- 간호부서장으로서 병원 조직을 이끌어 나가야 하는 오늘날의 간호사는 간호의 역할이 확장됨에 따라 더욱 탁월한 관리자와 경영자로서의 역할이 기대되고 있음

제2장

재무회계 기초

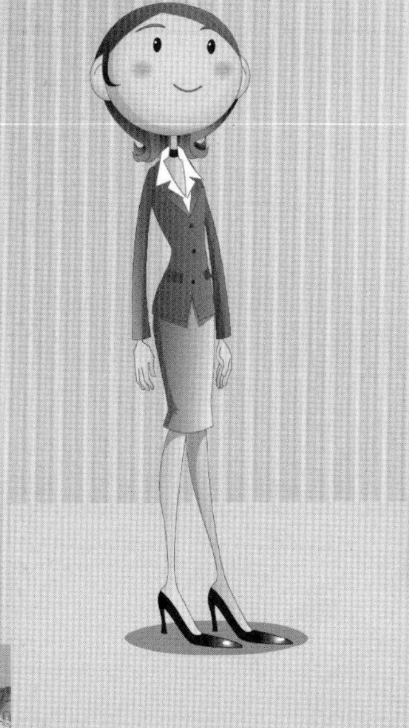

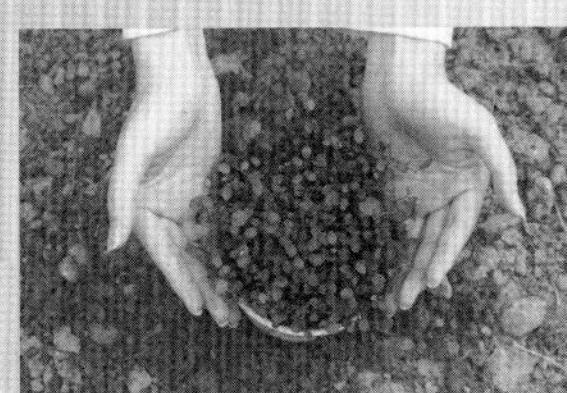

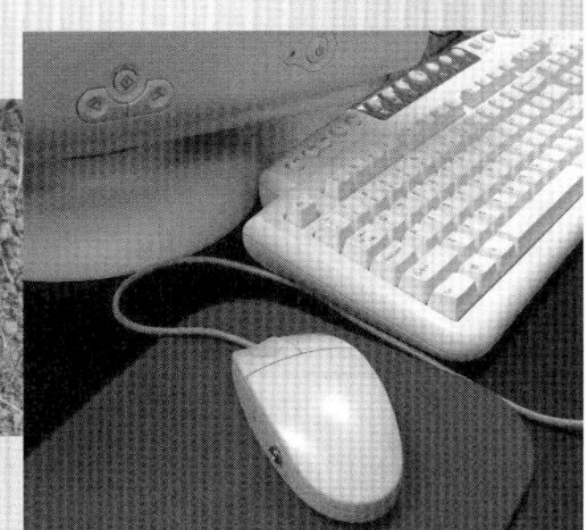

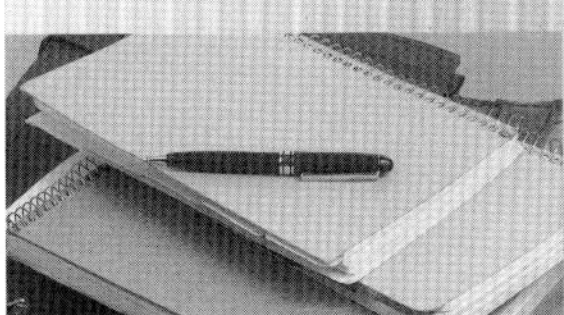

학습목표

1. 회계의 개념을 설명할 수 있다.
2. 회계의 유형을 구분할 수 있다.
3. 회계의 질적 특성을 설명할 수 있다.
4. 재무제표의 종류를 설명할 수 있다.

학습내용

1. 회계라는 세상 속으로!
2. 재무제표 맛보기

1. 회계라는 세상 속으로

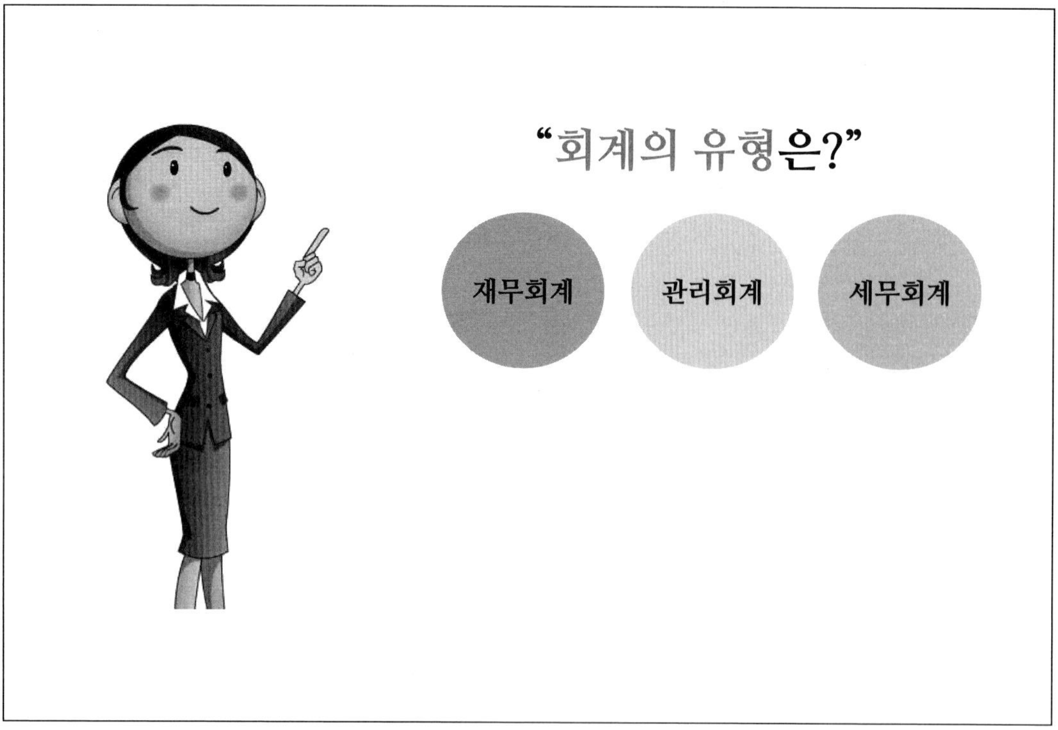

- 회계의 유형: 재무회계, 관리회계, 세무회계

1. 회계라는 세상 속으로

1) 회계란?

회계 (Accounting): **회계정보이용자가 합리적인 판단이나 의사결정을 할 수 있도록 경제 실체의 경제활동에 관한 유용한 경제적 정보를 식별, 측정, 전달하는 과정**

- 회계정보이용자
- 경제실체
- 경제활동
- 식별 / 측정

• 경제실체의 경제 활동과 직/간접적으로 관련된 자

• 경제실체와 관련된 경제적 의사결정을 하는 정보이용자

예 주주, 채권자, 경영자, 노동조합, 세무서, 거래처, 소비자, 규제기관, 정부, 학계, 회계전문직 단체 등

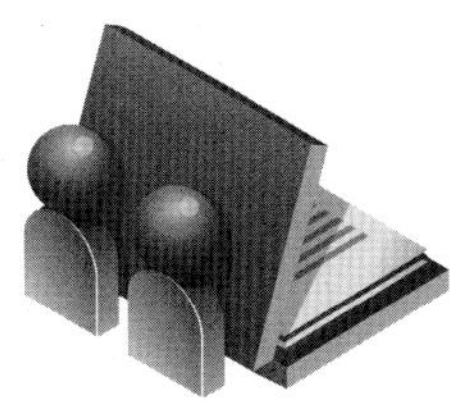

- 회계의 개념적 정의: 회계정보이용자가 합리적인 판단이나 의사결정을 할 수 있도록 경제 실체의 경제활동에 관한 유용한 경제적 정보를 식별, 측정, 전달하는 과정
- 회계정보이용자
  - 경제실체의 경제 활동과 직, 간접적으로 관련된 자
  - 경제실체와 관련된 경제적 의사결정을 하는 정보이용자

예 일반적으로 주주, 채권자, 경영자, 노동조합, 세무서, 거래처, 소비자, 규제기관, 정부, 학계, 회계전문직 단체 등

1. 회계라는 세상 속으로

1) 회계란?

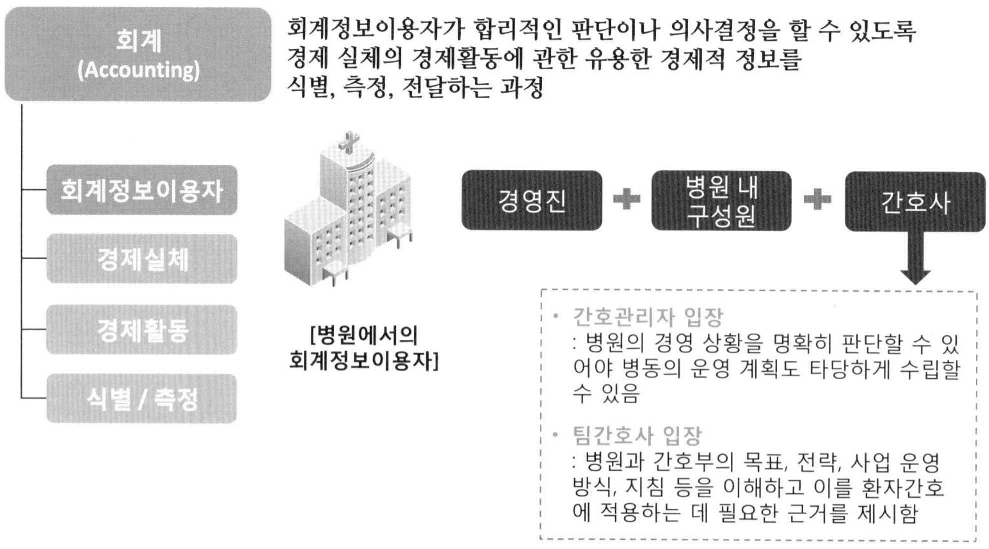

- 병원의 경우: 병원 경영에 책임과 의사결정 권한을 가지고 있는 경영진 뿐 아니라 병원에 관련되어 있는 모든 병원 내 구성원이 회계정보 이용자. 간호사도 포함됨
- 이유
  - 간호관리자 입장: 병원의 경영 상황을 명확히 판단할 수 있어야 병동의 운영 계획도 타당하게 수립할 수 있기 때문임
  - 팀간호사 입장: 병원과 간호부의 목표, 전략, 사업 운영 방식, 지침 등을 이해하고 이를 환자간호에 적용하는 데 필요한 근거를 제시해 주기 때문임

1. 회계라는 세상 속으로

1) 회계란?

회계 (Accounting): **회계정보이용자가 합리적인 판단이나 의사결정을 할 수 있도록 경제 실체의 경제활동에 관한 유용한 경제적 정보를 식별, 측정, 전달하는 과정**

- **회계정보이용자**
- **경제실체**
  - 경제활동을 영위하는 하나의 독립된 책임단위

    예 병원
- **경제활동**
  - 재화나 서비스를 생산하거나 소비하는 재무 활동
    - 기업은 제품을 생산하는 것과 관련된 재무 활동을 하는 곳
    - 병원은 의료서비스를 생산하는 것과 관련된 재무활동을 하는 곳
- **식별 / 측정**
  - 회계정보를 식별하여 화폐가치로 측정하고 기록, 분류, 요약하는 것
  - 회계정보로서 합당한 활동을 식별하여 이를 관리 또는 활용 목적으로 측정 기록하는 것

- 경제실체: 경제활동을 영위하는 하나의 독립된 책임단위

  예 병원
- 경제활동: 재화나 서비스를 생산하거나 소비하는 재무 활동
  - 기업: 제품을 생산하는 것과 관련된 재무 활동을 하는 곳
  - 병원: 의료서비스를 생산하는 것과 관련된 재무활동을 하는 곳
- 식별 또는 측정
  - 회계정보를 식별하여 화폐가치로 측정하고 기록, 분류, 요약하는 것
  - 병원에서 이루어지는 모든 활동이 다 회계학적으로 식별, 또는 측정 가능한 것이 아니기 때문에 회계정보로서 합당한 활동을 식별하여 이를 관리 또는 활용 목적으로 측정 기록한다는 의미

1. 회계라는 세상 속으로

1) 회계란?

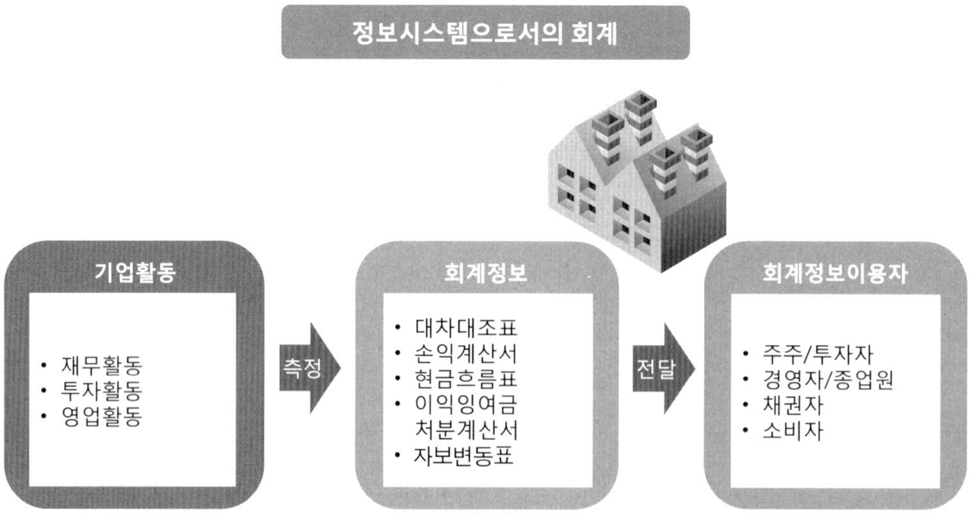

- 병원뿐 아니라 조직 운영에 필요한 정보 산출 시스템으로서의 회계는 점점 더 그 쓸모가 확장되고 있음
- 일반적인 기업: 회계가 기업의 재무, 투자, 및 영업 등 다양한 활동을 측정하여 이를 대차대조표, 손익계산서, 현금흐름표와 같은 재무제표로 요약
- 회계정보이용자인 주주, 투자자, 경영자, 조직구성원 등에게 전달

1. 회계라는 세상 속으로

1) 회계란?

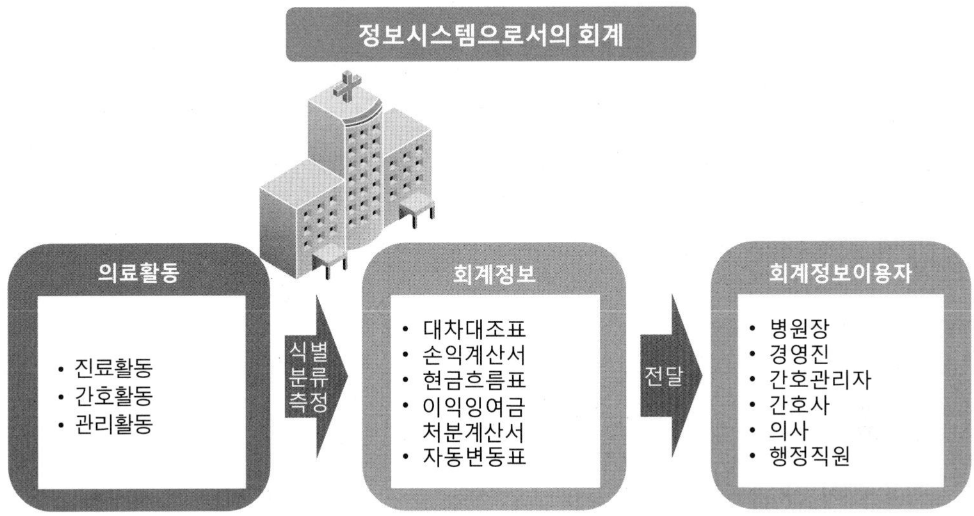

- 병원 회계: 병원의 의료활동을 회계정보로 식별, 분류, 측정한 후 이를 대차대조표와 손익계산서와 같은 재무제표에 요약
- 회계정보이용자인 병원장, 경영진, 간호관리자, 간호사, 의사, 행정직원 등에게 전달

1. 회계라는 세상 속으로

1) 회계란?

여기서 잠깐! ***의료기관에서는 일반적인 회계학 적용이 어렵다?***

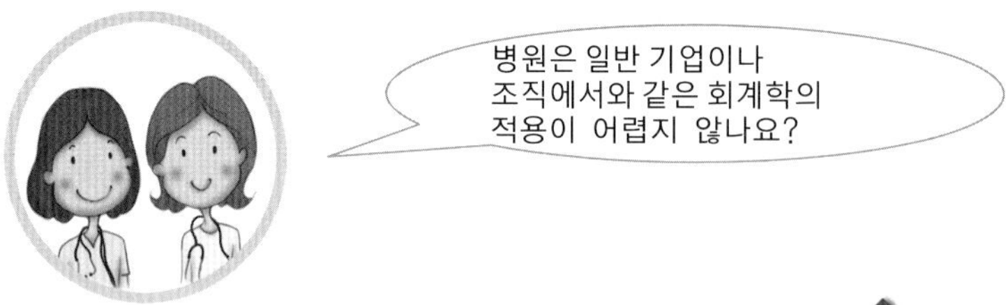

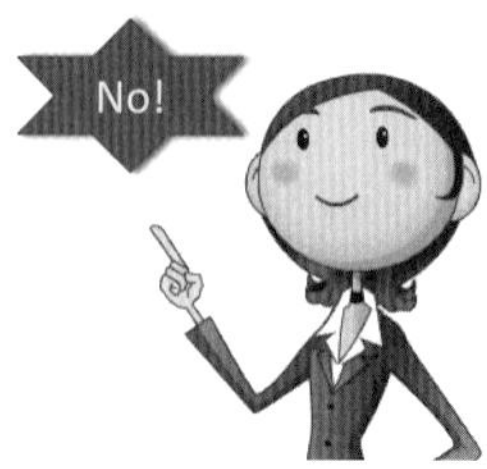

- 2003년 한국보건산업진흥원에서 의료기관 회계기준 및 재무제표 작성방법 개발할 시 **기존의 기업회계기준을 준용하여 적용**함
- 의료서비스, 진료서비스, 간호서비스를 생산, 판매하여 병원을 운영하는 조직 경영의 원리적 측면에서의 큰 차이가 없음

- 의료인인 우리는 병원 의료서비스의 난해함과 복잡함 그리고 독특한 특성 때문에 일반 기업이나 조직과는 매우 다르고, 따라서 일반 경영학에서 이야기하는 회계학의 적용이 쉽지 않을 것이라는 선입견이 있으나 이는 오해와 착각!
- 2003년 한국보건산업진흥원에서 의료기관 회계기준 및 재무제표 작성방법을 개발할 때 기존의 기업회계기준을 준용하여 적용
- 병원이 생산하는 의료서비스, 진료서비스, 간호서비스는 일반 서비스와 비교시 내용과 질적인 측면에서 매우 독특한 것이지만 이러한 서비스를 생산, 판매하여 병원을 운영하는 조직 경영의 원리적 측면에서는 큰 차이가 없음
- 간호사도 재무회계 학습을 통해 병원 경영의 핵심인재로 거듭나야 함

1. 회계라는 세상 속으로

2) 회계의 유형

재무회계 | 관리회계 | 세무회계

대차대조표, 손익계산서 등을 작성하는 원칙과 방법 그리고 여기에 담겨 있는 정보 활용에 대한 내용을 다루는 분야

- 주정보이용자 : 외부정보이용자
- 목적 : 외부정보이용자에게 기업의 재무와 경영성과를 나타내는 회계정보 제공
- 기록방법 : 복식 부기를 사용하여 대차대조표, 손익계산서 등 재무제표 작성

- 회계의 유형: 재무회계, 관리회계, 세무회계
- 재무회계
  - 일반적으로 회계하면 떠오를 정도로 회계의 영역 중 가장 잘 알려진 분야
  - 재무제표 작성과 관련된 회계학의 영역
  - 대차대조표, 손익계산서 등을 작성하는 원칙과 방법 그리고 여기에 담겨 있는 정보 활용에 대한 내용을 다루는 분야
  - 주요 대상자: 조직 외부의 정보이용자
  - 목적: 조직 외부의 정보이용자에게 조직의 재무상태와 경영성과를 나타내는 회계정보를 제공하는 것
  - 기록방법: 복식 부기를 사용하여 대차대조표, 손익계산서 등 재무제표를 작성

1. 회계라는 세상 속으로

2) 회계의 유형

재무회계 | 관리회계 | 세무회계

기업의 경영자에게 경영의사결정에 필요한 정보를 제공하는 회계분야

- 주정보이용자 : 내부정보이용자

  예 간호부원장, 간호팀장, 간호관리자 그리고 팀간호사

- 목적 : 제품의 가격 결정, 자본의 조달방법, 임금의 결정, 광고비의 책정, 원료의 조달, 생산공장의 확장과 신규투자의 결정, 새로운 제품의 개발과 시장의 개척 등에 관하여 항상 합리적인 의사결정에 필요한 정보 제공

  예 간호사의 임금결정이나 제2병원의 건립, 비급여 서비스의 가격 결정 시 등에 보다 합리적인 의사결정을 내리기 위해 필요한 정보 제공

- 재무회계의 손익계산서 중 매출원가에 해당하는 분야를 집중적으로 분석

- 관리회계: 조직의 경영자에게 경영과 관련된 의사결정에 필요한 정보를 제공하기 위한 목적으로 회계정보를 생성, 분석, 가공하여 제공
- 주요 대상자: 조직의 내부정보이용자

  예 병원: 간호부원장, 간호팀장, 간호관리자, 팀간호사

- 목적: 제품의 가격 결정이나 자본의 조달방법,임금의 결정 등과 같은 경영에 필요한 합리적 의사결정에 필요한 정보를 제공

  예 병원: 간호사의 임금결정이나 제2병원의 건립, 비급여 서비스의 가격 결정 시 등에 보다 합리적인 의사결정을 내리기 위해 필요한 정보를 얻을 수 있음

- 재무회계의 손익계산서 중 매출원가에 해당하는 분야를 집중적으로 분석

1. 회계라는 세상 속으로

2) 회계의 유형

재무회계 | 관리회계 | 세무회계

재무회계에 의해 산출된 당기순이익을 바탕으로 회사에게 얼마의 법인세를 부과할지를 산정하고 측정하는 회계분야

- 법인세를 계산하기 위한 별도의 분야
- 넓은 범주의 회계분야에 속함

"간호사의 입장에서는 병원 운영과 재무상태에 관련한 정보가 필요하기 때문에 재무회계의 대차대조표와 손익계산서의 구조와 내용을 파악하는 것에 초점을 두도록 하겠습니다.."

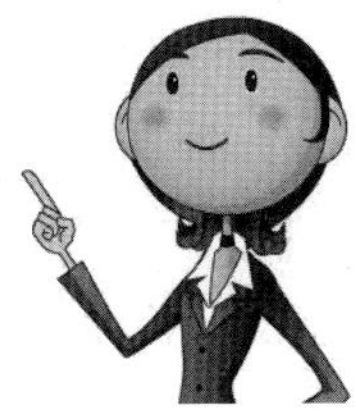

- 세무회계
  - 재무회계에 의해 산출된 당기순이익에 대한 적정한 세금부과액을 결정하기 위한 회계 분야
  - 법인세를 계산하기 위한 별도의 분야로 넓은 범주의 회계분야에 포함시키지만, 일반적으로 회계라 하면 재무회계와 관리회계를 말함
- 특히 내부정보이용자인 간호사의 입장에서는 병원 운영과 재무상태에 관련한 정보가 필요
- 본 교재는 재무회계의 대차대조표와 손익계산서의 구조와 내용을 파악하는 것에 초점

1. 회계라는 세상 속으로

2) 회계의 유형

재무회계 VS 관리회계

재무회계	구분	관리회계
법인(소유주) 채권자 세무서 보험자(건강보험공단)	정보이용자	최고경영자 경영전략담당자 마케팅담당자 관리자, 일선 담당자
재무회계 재고평가 세무신고 규제회계(수가)	목적	내부 경영의사결정 수익성분석 주요성과지표 측정 프로세스 개선
객관성, 신뢰성, 투명성, 일관성, 정확성	주요원칙	타당성, 목적적합성, 적시성, 적정성
연 1회	산정주기	월별, 분기별 또는 필요 시
재무적 정보	측정단위	재무적 정보, 비재무적 정보

재무회계는 반드시 관련규정을 지켜야 하지만, 관리회계는 내부 목적으로 이용되는 것으로 경영의사결정에 적정한 수준으로 유지

- 재무회계
  - 병원 밖의 외부정보이용자에게 그들이 병원의 경영 상황을 제대로 이해하고 분석하여 경제적 의사결정을 하는 데에 도움을 주기 위한 목적이기 때문에 반드시 회계기준과 같은 관련 규정을 지켜야 함
  - 객관성, 신뢰성, 투명성, 일관성, 정확성과 같은 일반적인 회계 원칙들을 얼마나 잘 준수하느냐가 중요한 관심사
  - 작성 주기는 대부분 연 1회
  - 재무적 정보를 요약, 분석, 보고하는 것을 초점
- 관리회계
  - 경영과 관련된 의사결정시 적절한 회계 정보를 제공하는 것을 목적으로 하기 때문에 내부정보이용자가 주요 대상자
  - 내부 경영 의사결정, 수익성 분석, 성과지표 측정, 프로세스 개선 정보와 같은 목적을 달성하는 것이 주요 관심사
  - 타당성, 목적적합성, 적시성, 적정성 등을 갖추는 것이 중요
  - 회계기준의 적용은 받지 않고, 그 때 그 때 경영 상황과 의사결정자의 요구에 맞는 회계 자료를 요약, 분석, 보고하는 것을 초점
  - 작성 주기는 월별, 분기별 또는 필요 시
  - 재무적 정보 이외에 비재무적 정보까지도 함께 다루어 짐
- 즉, 재무회계는 반드시 관련규정을 지켜야 하지만, 관리회계는 내부 목적으로 이용되는 것으로 관련 규정보다는 경영의사결정에 필요한 적정한 수준으로 정보 유지

1. 회계라는 세상 속으로

3) 회계의 질적 특성

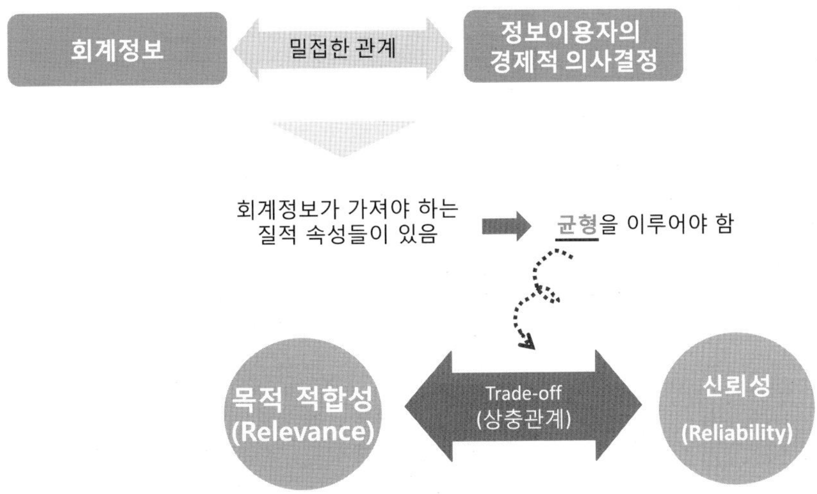

- 회계정보는 정보이용자의 경제적 의사결정과 밀접히 관련되어있기 때문에 회계정보가 가져야 하는 질적 특성들이 있음
- 이러한 특성은 회계정보가 꼭 갖추어야 할 요소이기도 하지만 한편으로는 이루어지길 바란다는 점에서 항상 달성 가능하지는 않음
- 그래서 균형을 이루어야 하고 이러한 균형이 깨어질 경우 그 회계정보의 가치는 떨어짐
- 균형: 서로 상충관계에 있는 목적적합성과 신뢰성 간의 균형

1. 회계라는 세상 속으로

3) 회계의 질적 특성

목적 적합성 (Relevance) — 회계정보의 이용 목적에 적합한 것

- **예측에의 이용가치 (Predictive Value)**
  - 회계정보를 이용하여 해당 조직의 미래가 어떨까를 예측하는 데 유용한 정보를 얻기 위함
  - 예 병원의 경영과 관련된 예측
    - 작년 대비 올 해 실적이 좋은지
    - 그래서 내년에도 이 병원이 잘 운영될 것이라고 생각해도 될지를 가늠하는 것
- **성과평가에의 이용가치 (Feedback Value)**
  - 작년 대비 올 해 운영 실적이 좋다면 어디서, 어떻게 해서 좋은 실적이 난 것인지
  - 실적이 형편없이 떨어졌다면 누구 때문에 어느 부서에서 손실을 끼친 것인지를 파악함
  - → 성과평가의 근거로 활용
- **적시성(Timeliness)**

- 회계정보는 먼저 목적 적합한 것이어야 가치가 있음
- 목적적합성: 회계정보의 이용 목적에 적합한 것이어야 함을 의미
- 회계정보를 이용하는 목적: 예측에의 이용가치, 성과평가에의 이용가치, 적시성
- 예측에의 이용가치: 복잡하고 어렵게 회계정보를 모으고 계산하고 표로 요약하는 것은 바로 이러한 회계정보를 이용하여 해당 조직의 미래가 어떨까를 예측하는 데 유용한 정보를 얻기 위함

  예 병원의 경영과 관련된 예측: 작년 대비 올 해 실적이 좋은지, 그래서 내년에도 이 병원이 잘 운영될 것이라고 생각해도 될지를 가늠해 보는 것

- 성과평가에의 이용가치: 작년 대비 올해 운영 실적이 좋다면 도대체 어디서, 어떻게 해서 좋은 실적이 난 것인지, 반대로 실적이 형편없이 떨어졌다면 누구 때문에, 어느 부서에서 손실을 끼친 것인지를 파악함으로써, 잘 한 곳에는 상을 주고 잘 못한 곳에는 벌을 주는 성과평가의 근거로 활용

1. 회계라는 세상 속으로

3) 회계의 질적 특성

목적 적합성 (Relevance) 회계정보의 이용 목적에 적합한 것

- 예측에의 이용가치 (Predictive Value)
- 성과평가에의 이용가치 (Feedback Value)
- 적시성(Timeliness)
  - 조직의 정확한 가치평가를 원한다면 조직이 청산할 때 까지 기다려서 전 기간 동안의 모든 자료를 분석한다면 가장 정확한 평가를 내릴 수 있음
  - **회계정보이용자**가 필요로 할 때에 필요한 수준과 내용의 정보를 작성, 보고해야 함

- 적시성
  - 실제 병원을 포함한 모든 조직은 살아남기 위한 끊임없는 조직 활동을 이어 나가기 때문에, 조직의 정확한 가치평가를 원한다면 조직이 문을 닫고 청산할 때 까지 기다려서 전 기간 동안의 모든 자료를 차근히 모아서 세세히 분석한다면 가장 정확한 평가를 내릴 수 있음
  - 그 조직이 잘 경영되고 있는지 아니면 잘못 운영하고 있는지를 판단하기까지 오랜 세월을 기다려야 하고, 삼성전자와 같이 아직 문닫지 않은 조직의 경우는 그 성과평가나 가치평가를 내릴 수 없게 됨
  - 따라서 회계정보이용자가 필요로 할 때에 필요한 수준의 정보를 작성, 보고하는 것이 회계학이 존재하는 목적 중 하나

1. 회계라는 세상 속으로

3) 회계의 질적 특성

신뢰성 (Reliability) 생성된 회계 정보를 믿을 수 있어야 한다는 것

- **입증 가능성 (Verifiability)** •회계정보를 검증할 수 있는 자료 또는 근거가 있어야 한다는 것
- **표현의 충실성 (Representational Faithfulness)**
- **중립성(Neutrality)**

역사적 원가 원칙(Historical Cost Principle)

- 대차대조표 상의 자산과 부채 항목은 취득가격으로 인식(기록)하는 원칙
- 역사적 원가가 갖는 검증가능성 때문에 사용됨
- 증빙 가능한 자료들이 있어 재무재표 상의 반영된 금액이 맞는 것인지 여부를 확인할 수 있어야 한다는 것
- 역사적 원가는 검증가능성을 가지고 있어 신뢰할 수 있는 정보를 제공할 수 있으며 이러한 입증 가능성은 회계정보가 갖추어야 할 중요한 신뢰성의 구성요소가 됨

- 신뢰성: 생성된 회계 정보를 믿을 수 있어야 한다는 의미
- 회계 정보가 갖추어야 할 신뢰성: 입증 가능성, 표현의 충실성, 중립성
- 입증 가능성: 회계정보를 검증할 수 있는 자료 또는 근거가 있어야 한다는 것

예 회계의 가정 중 역사적 원가 원칙

– 역사적 원가 원칙: 대차대조표 상의 자산과 부채 항목은 취득가격으로 인식(기록)하는 원칙
역사적 원가가 사용되는 가장 큰 이유는 역사적 원가가 갖는 검증가능성 때문임
영수증, 계약서, 구입 전표 등과 같이 증빙 가능한 자료들이 있어 재무제표 상의 반영된 금액이 맞는 것인지 여부를 확인할 수 있어야 한다는 것
역사적: 과거의 의미가 내포, 일반적으로 영수증, 계약서, 구입 전표 등은 이미 과거에 이루어진 거래에 의해 발생한 것이기 때문임
역사적 원가는 검증가능성을 가지고 있어 신뢰할 수 있는 정보를 제공할 수 있으며 이러한 입증 가능성은 회계정보가 갖추어야 할 중요한 신뢰성의 구성요소임

1. 회계라는 세상 속으로

3) 회계의 질적 특성

신뢰성 (Reliability) — 생성된 회계 정보를 믿을 수 있어야 한다는 것

- 입증 가능성 (Verifiability)
- 표현의 충실성 (Representational Faithfulness)
- 중립성(Neutrality)

• 나타내고자 하는 바를 정확히 잘 나타낼 수 있어야 한다는 것

의료기관의 대차대조표 예

대차대조표

0000년 00월 00일 현재

기관명 : OOO 병원 (단위 : 천원)

차변	대변
자산	부채
Ⅰ. 유동자산	Ⅰ. 유동부채
(1) 당좌자산	1. 매입채무
1. 현금 및 현금 등가물	2. 단기 차입금
2. 단기금융상품	3. 유동성 장기부채
3. 유가증권	
4. 매출채권	Ⅱ. 고정부채
5. 당기대여금	1. 사채
(2) 재고자산	2. 장기차입금
	3. 퇴직급여충당금
Ⅱ. 고정자산	
(1) 투자자산	
1. 장기금융상품	
2. 투자유가증권	
3. 장기대여금	자본금
4. 보증금	Ⅰ. 자본금
(2) 유형자산	Ⅱ. 자본잉여금
1. 토지	Ⅲ. 이익잉여금
2. 건물	Ⅳ. 자본조정
3. 기계장치	
(3) 무형자산	
1. 영업권	
2. 상업재산권	
자산총계	부채 및 자본 합계

➡ 복잡한 회계정보를 일목요연하고 일관성 있게 파악 및 분류하기 위해서 정해 놓은 일종의 약속과 같은 것

- 표현의 충실성: 나타내고자 하는 바를 정확히 잘 나타낼 수 있어야 한다는 의미

예 대차대조표/손익계산서의 계정과목

– 대차대조표나 손익계산서를 구성하는 수많은 숫자들도 숫자이지만 이를 표현하는 용어, 즉 계정과목이라고 하는 것들도 쉽게 그 의미를 파악하기가 어려운 구조로 되어 있음

– 계정과목: 미수금, 미지급금, 미지급비용, 선수금, 매출, 매출채권 등

– 계정과목은 회계학의 전문 용어로서 우리가 의학에서 의료인 간에 보다 명료하고 간결한 의사소통을 위해 약자를 쓰듯이 회계학에서도 복잡한 회계정보를 일목요연하고 일관성 있게 파악, 분류하기 위해서 정해 놓은 일종의 약속

– 체계적인 계정과목을 통해 그 계정이 담고 있는 회계학적 정보의 내용을 충실히 표현하고자 함

1. 회계라는 세상 속으로

3) 회계의 질적 특성

신뢰성 (Reliability) — 생성된 회계 정보를 믿을 수 있어야 한다는 것

- **입증 가능성 (Verifiability)**
- **표현의 충실성 (Representational Faithfulness)**
- **중립성(Neutrality)** → 불편성 (Freedom of Bias)

• 이해관계에 치우침이 없이 회계 분석이 이루어졌는가 하는 것을 따지는 것

• 회계학에서는 회계 정보의 중립성을 확보하기 위해 일반적인 기업회계기준(Generally Accepted Accounting Principles, GAAP) 제정

→ 회계정보 이용자가 회계 실체와 관련하여 합리적인 의사결정을 할 수 있도록 재무상의 자료를 회계 처리하는 원칙을 세우고 이를 적용하도록 함

- 중립성: 불편성, 이해관계에 치우침이 없이 회계 분석이 이루어졌는가 하는 것을 따지는 것
  - 조직을 장악하려면 돈과 사람을 장악해야 한다는 말처럼 회계 정보는 조직의 경제적 자원의 원천과 사용, 과거와 현재 그리고 미래의 가능성을 보여 주는 것이기 때문에 매우 중요
  - 이러한 회계 정보가 소수 특정인의 이해관계에 따라 부풀려지거나 왜곡된다면 회계 정보를 이용하는 불특정 다수의 많은 이용자들이 큰 피해를 입게 될 것임
  - 분식회계는 회계정보의 불편성이 파괴된 것으로 가끔 일간지의 경제면을 장식하는 00기업의 분식회계 같은 사건들이 바로 회계정보가 갖추어야 할 중립성을 무시한 채 일부 경영자의 이용 목적에 따라 마치 이익이 없는 것을 이익이 있는 것처럼 가짜로 꾸며 재무제표를 작성하여 주주나 채권자 등에게 큰 피해를 입힌 사례
- 회계학에서는 이러한 회계 정보의 중립성을 확보하기 위해 일반적인 기업회계기준을 제정하여 회계정보 이용자가 회계 실체와 관련하여 합리적인 의사결정을 할 수 있도록 재무상의 자료를 회계 처리하는 원칙을 세우고 이를 적용하도록 함

1. 회계라는 세상 속으로

3) 회계의 질적 특성

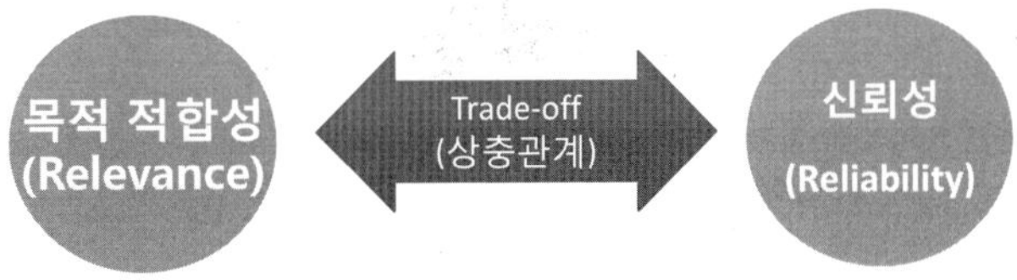

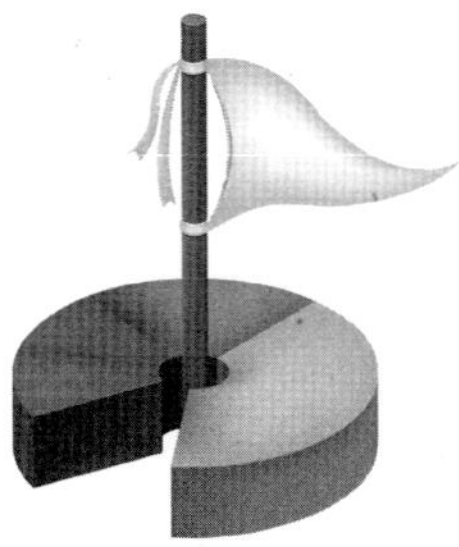

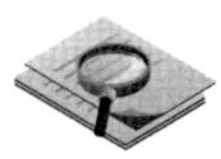

회계정보 분석 시 회계정보가 갖는 질적 특성을 이해하고 제시된 재무제표가 원칙에 맞게 적절하게 작성된 것인지를 검토하는 안목이 필요

- 회계정보가 갖추어야 할 목적적합성과 신뢰성 간에는 상충관계가 성립
- 목적 적합성을 높이려면 신뢰성이 떨어질 수 있고, 반대로 신뢰성에 충실하고자 하면 목적적합성이 감소할 수 있음
- 회계정보를 분석할 때는 이와 같은 회계정보가 갖는 질적 특성을 이해하고 제시된 재무제표가 원칙에 맞게 적절하게 작성된 것인지를 검토하는 안목을 갖는 것이 중요

1. 회계라는 세상 속으로

3) 회계의 질적 특성

여기서 잠깐! *표현의 충실성(Representational Faithfulness)*

선반 위에 총 5개의 다양한 모양과 크기의 컵이 놓여 있다고 상상해 보세요.

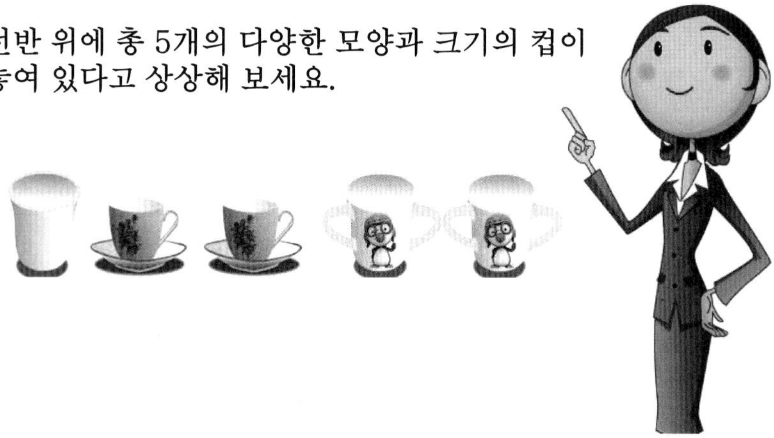

- 표현의 충실성
- 선반 위에 총 5개의 다양한 모양과 크기의 컵이 놓여 있을때, 만일 컵을 단순히 내가 사용할 목적으로 가지고 있는 것이라면 그냥 컵 5개가 있다는 정도의 정보만 갖는 것으로도 별 불편함이 없음
- 사실 5개라는 명확한 숫자 조차도 필요하지 않고, 대략 너 댓 개 있다고 파악하는 정도로도 생활에 불편함이 없음
- 실제) 손잡이가 없는 머그잔 1개와 영국 장미가 그려진 커피잔 2개 그리고 아이들이 좋아하는 뽀로로 캐릭터가 그려진 양손잡이 컵 2개가 있음

1. 회계라는 세상 속으로

3) 회계의 질적 특성

여기서 잠깐! *표현의 충실성(Representational Faithfulness)*

만일 내가 컵을 판매하는 가게를
운영하는 입장이라면?

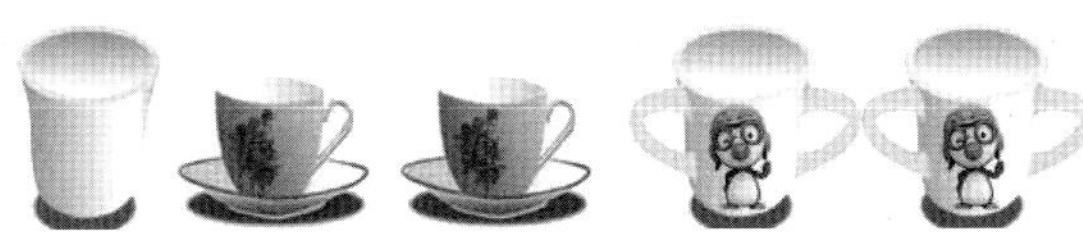

“컵 가게를 시작할 때 50개의 컵을 가지고 있었는데
지금은 5개만 남았네. 그럼 45개를 팔았구나.”

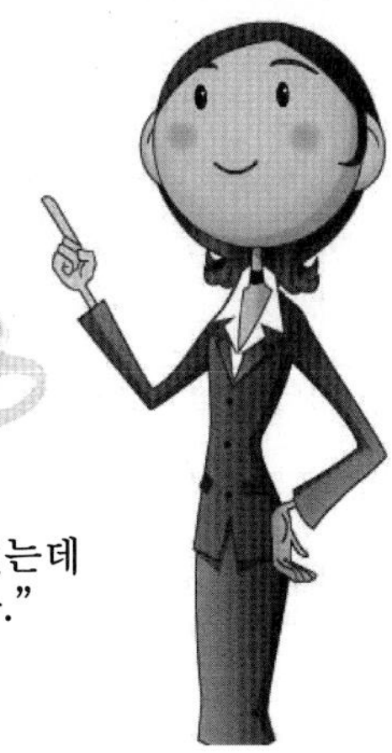

- 이 상황에서 내가 컵을 판매하는 가게를 운영하는 입장이 된다면 달라짐
- ‘컵 가게를 시작할 때 50개의 컵을 가지고 있었는데 지금은 5개만 남았으니 45개를 팔았구나’ 만으로는 충분하지 않음
- 45개의 팔린 컵이 어떤 컵이었는지를 알 수 있다면 그 다음 구매를 결정할 때 많이 팔린 컵을 더 구매할 수 있고 팔리지 않은 컵은 반품할 수 있을 것임

1. 회계라는 세상 속으로

3) 회계의 질적 특성

여기서 잠깐! 표현의 충실성(Representational Faithfulness)

만일 내가 컵을 판매하는 가게를
운영하는 입장이라면?

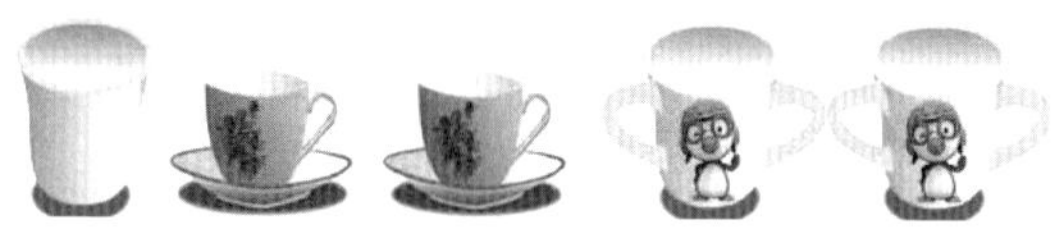

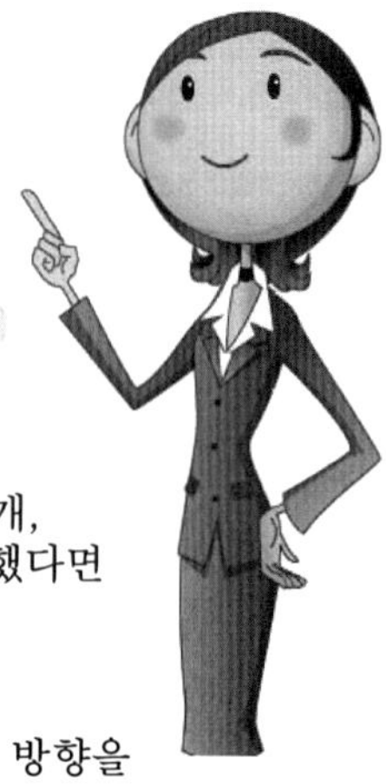

"처음 구매할 때 머그잔 5개, 영국 장미 찻잔 5개,
뽀로로 캐릭터가 그려진 양손잡이 컵 40개를 구매했다면
머그잔은 4개가 영국장미 찻잔은 3개가
뽀로로 양손잡이 컵은 38개가 팔렸구나."

컵 가게 운영의 구매 전략, 마케팅, 홍보 등의 방향을
설정하는 데 유용하게 활용됨

- 이때는 단순히 컵 5개가 중요한 게 아니라 어떤 컵이 몇 개 남았는지가 더 중요함
- 처음 구매할 때 머그잔 5개, 영국 장미 찻잔 5개 그리고 뽀로로 캐릭터가 그려진 양손잡이 컵 40개를 구매했다면 머그잔은 4개가 영국장미 찻잔은 3개가 뽀로로 양손잡이 컵은 38개가 팔렸다는 중요한 정보를 얻게 됨
- 이러한 정보는 바로 컵 가게 운영의 구매 전략과 마케팅, 홍보 등의 방향을 설정하는 데 유용하게 활용

1. 회계라는 세상 속으로

3) 회계의 질적 특성

여기서 잠깐! *표현의 충실성(Representational Faithfulness)*

미수금, 미지급금, 미지급비용, 선수금, 매출, 매출채권 등과 같이 세분화된 계정과목을 사용하는 이유는?

- 회계학적 거래의 특징에 따라 다른 이름표를 붙여 둠으로써
- 회계정보를 이용하는 사람이 누구라도 계정과목에 대한 정의만 이해하면
- 그 내용을 파악할 수 있도록 하는 회계학적 장치

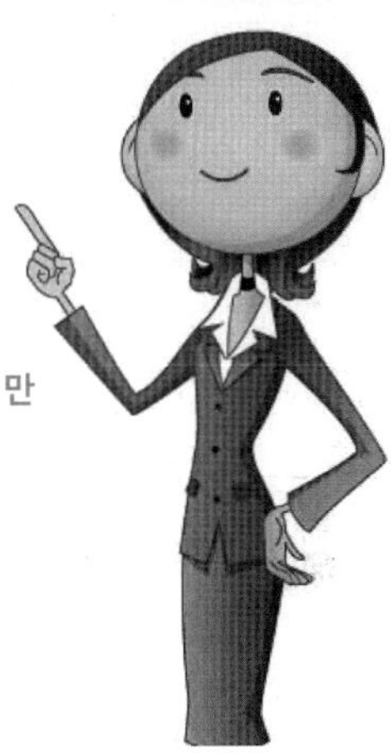

- 미수금, 미지급금, 미지급비용, 선수금, 매출, 매출채권 등과 같이 세분화된 계정과목을 사용하는 이유: 회계학적 거래의 특징에 따라 다른 이름표를 붙여 둠으로 후에 회계정보를 이용하는 사람이 누구라도 계정과목에 대한 정의만 이해하면 그 내용을 명확하게 파악할 수 있도록 하는 회계학적 장치

2. 재무제표 맛보기

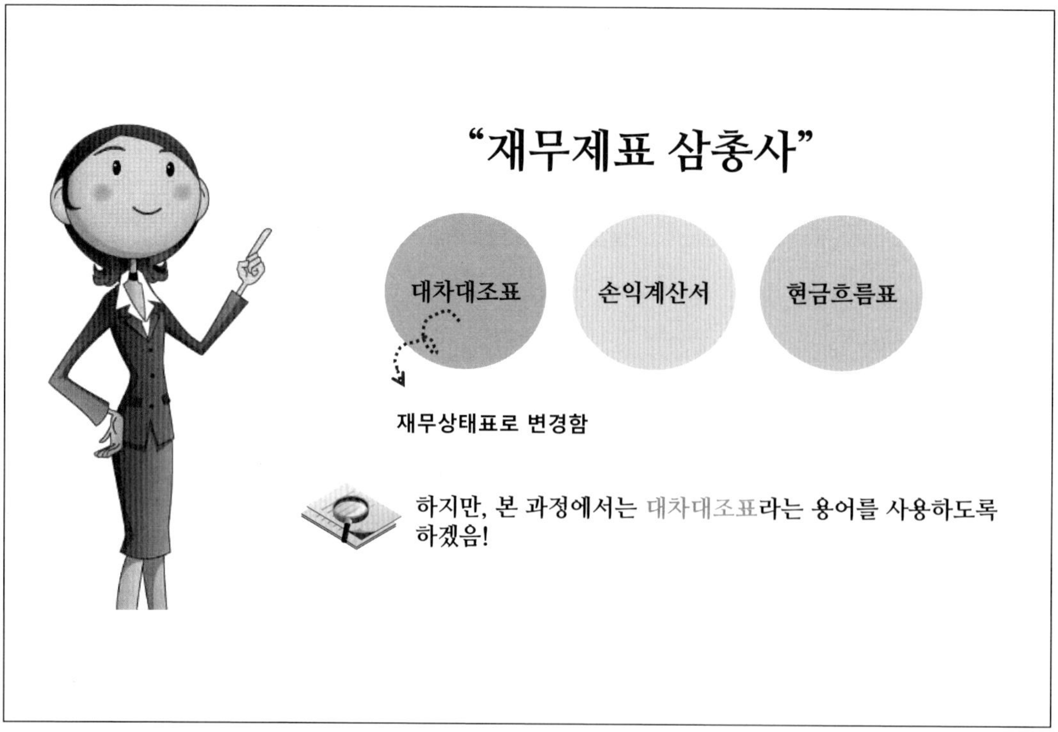

- 재무제표 3총사: 대차대조표, 손익계산서, 현금흐름표
- 참고: 최근 회계학 분야에서는 대차대조표의 명칭을 재무상태표로 변경
  - 이유: 대차대조표의 대변과 차변이 단순히 좌/우를 나타내는 말로 그것이 뜻하는 바가 무엇인지 명확하지 않기 때문에 대차대조표가 나타내고 있는 정보를 가장 잘 표현할 수 있는 명칭이 필요하여 변경
- 의료기관 회계기준이나 또는 각 병원이 해마다 공시하는 재무제표에서는 그대로 대차대조표라는 용어를 사용하고 있음

2. 재무제표 맛보기

1) 재무제표의 종류

대차대조표 | 손익계산서 | 현금흐름표

자금의 조달과 사용을 왼쪽(차)과 오른쪽(대)에 각각 나타내어 회사의 재무상태를 알려주는 표

- 병원의 자산과 부채, 자본의 구성을 요약하여 병원의 재무적 상태를 나타내 주어 경영자, 즉 병원장이 내실 있는 병원 성장을 위한 책임경영을 하도록 함

병원이 재무적으로 건전성 여부 / 전년도 대비 규모의 성장성 여부 → 병원 경영 실적을 쉽게 파악할 수 있도록 해 줌 → 병원 경영진이 책임경영을 하도록 함

- 왼쪽(차)과 오른쪽(대)이 항상 같음 → Balance Sheet

- 대차대조표: 자금의 조달과 사용을 왼쪽(차)과 오른쪽(대)에 각각 나타내어 회사의 재무상태를 알려주는 표
  - 병원의 자산과 부채, 자본의 구성을 요약하여 병원의 재무적 상태를 나타내 주어 경영자, 즉 병원장이 내실 있는 병원 성장을 위한 책임경영을 하도록 함
  - 병원이 재무적으로 건전한지 부실한지, 전년도 대비하여 규모가 성장하고 있는지, 나빠지고 있는 지와 관련된 정보를 요약하여 줌으로써 병원 경영진이 아닌 다른 사람들도 대차대조표를 보고 병원 경영 실적을 쉽게 파악할 수 있도록 해 줌
  - 병원 경영진이 위험하거나 무리한 운영을 하는 것을 견제할 수 있도록 함
  - 왼쪽의 차변과 오른쪽의 대변을 비교하여 양쪽이 항상 같아야 한다는 의미에서 Balance Sheet

2. 재무제표 맛보기

1) 재무제표의 종류

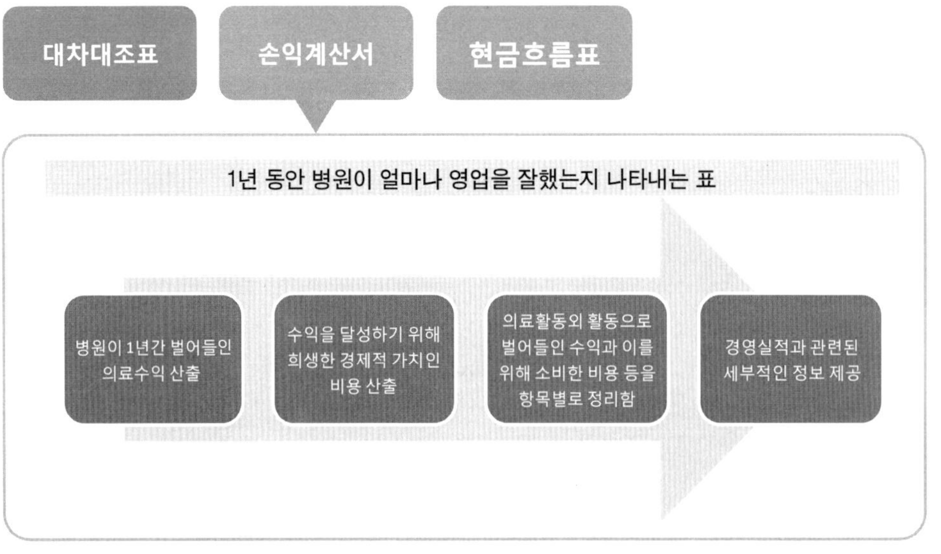

- 손익계산서: 일정 기간 동안의 병원의 경영성과를 요약해 줌으로써 1년 동안 병원이 운영을 어떻게 했는지를 나타내 줌
  - 병원이 1년간 벌어들인 의료수익을 산출하고 이러한 수익을 달성하기 위해 희생한 경제적 가치인 비용을 산출하고 여기에 의료활동외 활동으로 벌어들인 수익과 이를 위해 소비한 비용 등을 항목별로 일목요연하게 정리
  - 병원이 어떤 활동 부분에서 이익을 냈으며 그 크기는 얼마인지 등 경영실적과 관련된 세부적인 정보를 제공

2. 재무제표 맛보기

1) 재무제표의 종류

대차대조표 | 손익계산서 | 현금흐름표

병원이 1년간 벌어들인 현금을 영업활동, 투자활동, 재무활동으로 구분하여 일목요연하게 정리한 표

- 현금흐름표가 별도로 필요한 이유는 대차대조표와 손익계산서의 작성이 발생주의 원칙을 따르기 때문에 실제 현금의 입출금과는 차이가 있기 때문임

예 환자가 수술을 받고 퇴원하면서 수술비 100만원이 발생한 경우
- 의료수익 : 발생주의 원칙에 따라 100만원 발생
- 퇴원 시 환자의 본인부담금 20만원 + 수가청구금 80만원(2달 소요)
- 환자가 퇴원하는 시점에서의 병원으로의 현금유입은 20만원만 이루어짐

조직이 유동성에 대처하기 위해서는 현금의 크기가 중요하므로 재무제표에서는 현금의 입출금 내역과 잔액을 별도 표시하게 하는 현금흐름표 작성함

- 현금흐름표: 1년간 실제 병원으로 들어오고 병원에서 지출된 현금 사용의 원천과 크기를 일목요연하게 정리한 표
  - 병원의 실제 현금의 출입금 관계를 정리한 표
  - 이러한 현금흐름표가 별도로 필요한 이유: 대차대조표와 손익계산서의 작성이 발생주의 원칙을 따르기 때문에 실제 현금의 입출금과는 차이가 있기 때문임

예 환자가 수술을 받고 퇴원하면서 수술비 100만원이 발생, 의료수익은 발생주의 원칙에 따라 100만원이 발생, 환자는 퇴원하면서 본인부담금 20만원만 현금으로 결제하고, 나머지 80만원에 대해서는 병원이 건강보험공단에 청구를 하여 이를 받아야 함
보통 수가청구금이 병원으로 입금되기까지는 약 한 두 달이 소요
환자를 수술함으로써의 전체 수익은 100만원이 달성되었지만 환자가 퇴원하는 시점에서의 병원으로의 현금유입은 20만원만 이루어짐

- 조직이 유동성에 대처하기 위해서는 받을 돈 보다는 현재 가지고 있는 돈, 현금의 크기가 중요하기 때문에 재무제표에서는 현금의 입출금 내역과 잔액을 별도 표시하게 하는 현금흐름표를 작성

2. 재무제표 맛보기

1) 재무제표의 종류

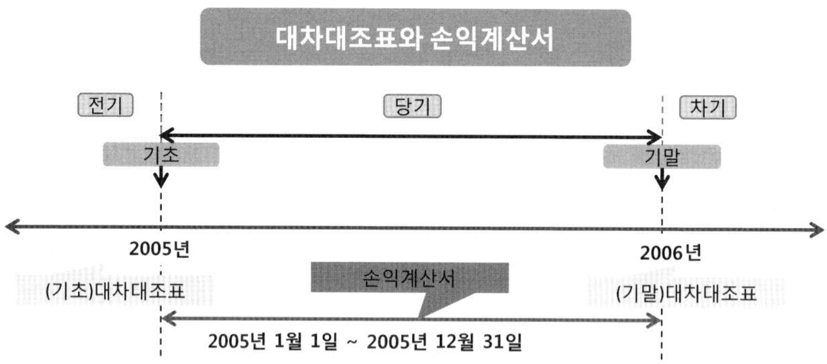

대차대조표

- 한 시점에서의 조직의 재무상태를 나타냄
- 기초 대차대조표 : 매 1년 단위로 새롭게 작성하는 대차대조표
- 기말 대차대조표 : 손익계산서 등 1년간의 재무활동에 대한 변경사항을 반영 요약한 것
- 올해의 기말 대차대조표 = 다음 해의 기초 대차대조표

- 대차대조표: 한 시점에서의 조직의 재무상태
  - 보통 사진의 한 컷에 많이 비유: 사진기로 영상을 찍듯이 조직의 재무 현황에 대한 정보를 요약하여 기록으로 남기는 것
  - 매 1년 단위로 새로운 대차대조표를 하나씩 작성하게 되고 이 때 이전 것을 기초 대차대조표라하고 여기에 손익계산서 등 1년간의 재무활동에 대한 변경사항을 반영 요약한 것을 기말 대차대조표라 함
  - 올 해의 기말 대차대조표는 다음 해의 기초 대차대조표가 됨

2. 재무제표 맛보기

1) 재무제표의 종류

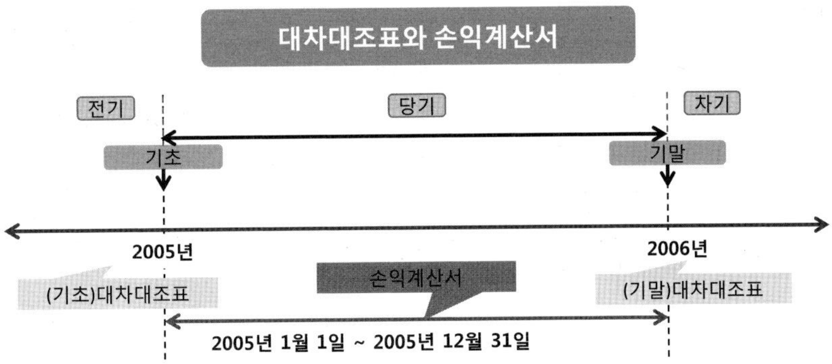

손익계산서

- 일정 기간 동안의 활동과 그에 따른 성과를 보여줌(당해 1월 1일~12월 31일)
- 1년 동안 병원이 의료활동과 의료외활동을 통해서 수익을 내고 비용을 소비하였는지를 순차적 흐름에 따라 계산하여 마지막 단계에서 당기순이익을 산출함
- 손익계산서에서 얻어진 당기순이익을 당해 기초대차대조표에 반영하여 기말 대차대조표를 완성

- 손익계산서: 일정 기간 동안의 활동과 그에 따른 재무적 성과
  - 일정 기간: 대개 1년을 의미하고 당해 1월 1일 부터 12월 31일까지
  - 1년 동안 병원이 어떤 의료활동을 통해서 그리고 의료외활동을 통해서 수익을 내고 또 비용을 소비하였는지를 순차적 흐름에 따라 계산하여 마지막 단계에서 당기순이익을 산출
  - 손익계산서에서 얻어진 당기순이익을 당해 기초대차대조표에 반영하여 기말 대차대조표를 완성

2. 재무제표 맛보기

1) 재무제표의 종류

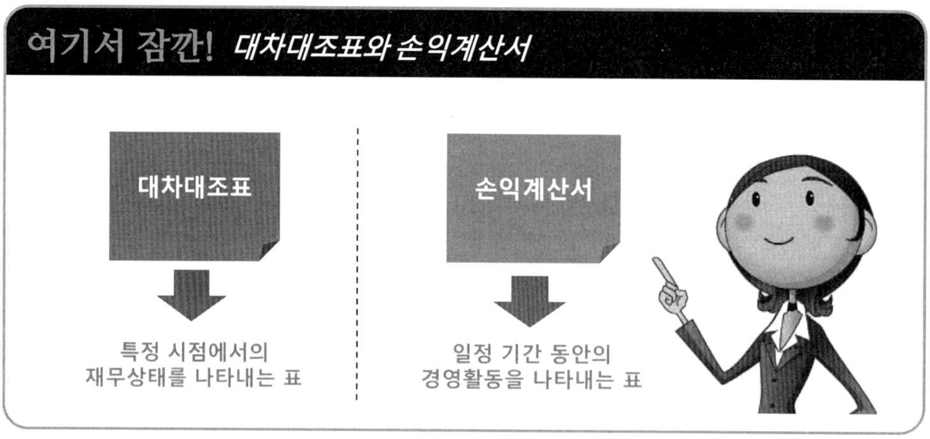

- 대차대조표 VS 손익계산서
  - 대차대조표: 특정 시점에서의 재무상태를 나타내는 표
  - 손익계산서: 일정 기간 동안의 경영활동을 나타내는 표

2. 재무제표 맛보기

2) 재무제표 분석 목적

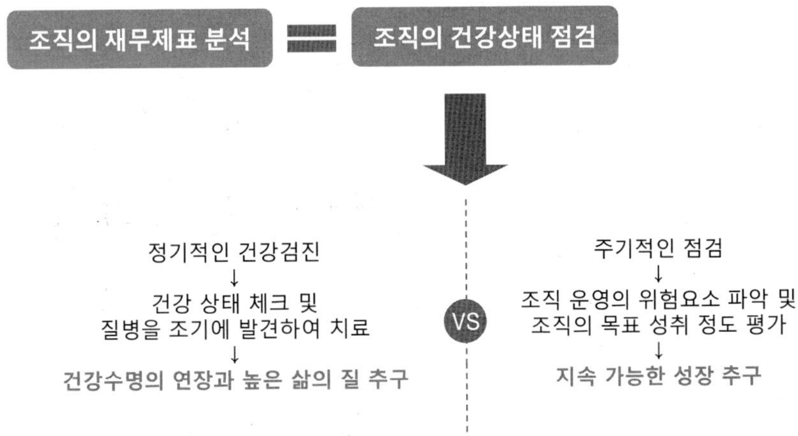

- 재무제표 분석의 목적: 조직의 건강상태를 점검하는 것
- 사람도 정기적인 건강검진을 통하여 건강 상태를 체크하고 질병을 조기 발견하여 이를 치료함으로써 궁극적으로 건강수명의 연장과 높은 삶의 질을 추구
- 조직도 이와 같은 주기적인 점검을 통하여 조직 운영에 위험요소는 없는지, 조직이 목표했던 바를 잘 성취하고 있는지를 평가함으로써 지속 가능한 성장을 추구

2. 재무제표 맛보기

2) 재무제표 분석 목적

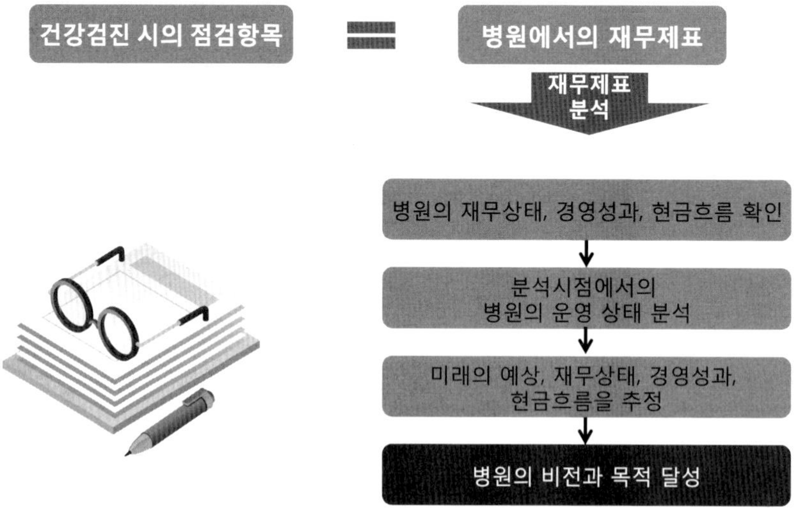

- 건강검진 시의 점검 항목이 병원에서는 재무제표로 표현
- 재무제표 분석을 통해 병원의 재무상태와 경영성과 등을 확인
- 현재 시점에서의 병원의 운영 상태를 분석
- 이러한 정보를 기반으로 하여 병원의 미래 성장을 예상하고 다가올 재무적 위험요소를 사전에 관리하여 궁극적으로 병원의 비전과 목적을 달성하고자 하는 것이 재무제표를 작성하고 또 이를 분석하는 목적

정리하기

1. 회계라는 세상 속으로!

- 재무제표란 재무와 관련된 제반 도표
- 통상 회사의 재산관련 내용을 정리한 각종 도표

2. 재무제표 맛보기

구분	내용
대차대조표	특정시점(예를 들어 연초 또는 연말)에 자금의 조달, 자금의 사용을 나타내어 병원의 재무상태를 알려주는 표
손익계산서	병원이 특정기간(예를 들어 1년) 동안 얼마나 영업을 잘했는지 나타내는 표
현금흐름표	1년 동안 병원에 현금이 어떻게 유출입되어 얼마나 현금이 증(감)했는지를 나타내는 표

제2부

재무제표 분석

제3장

대차대조표 따라잡기

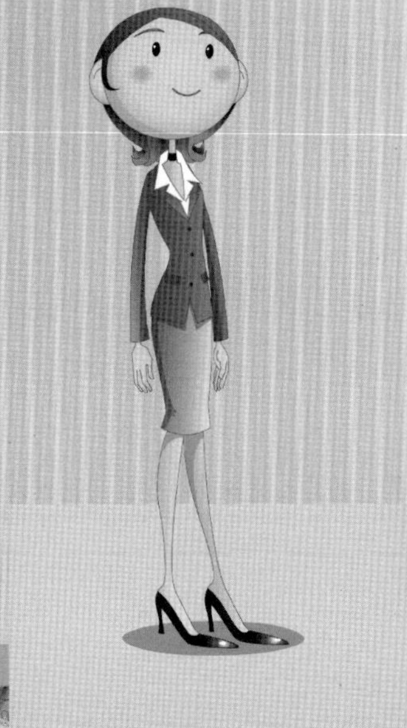

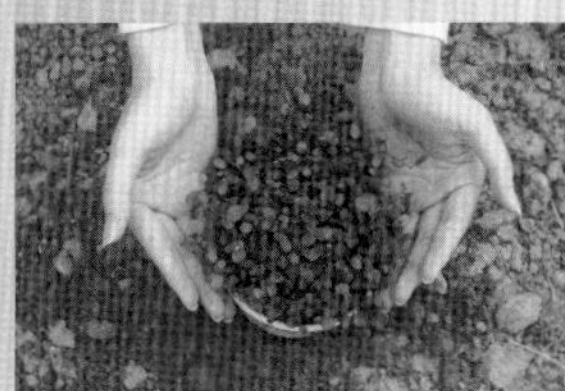

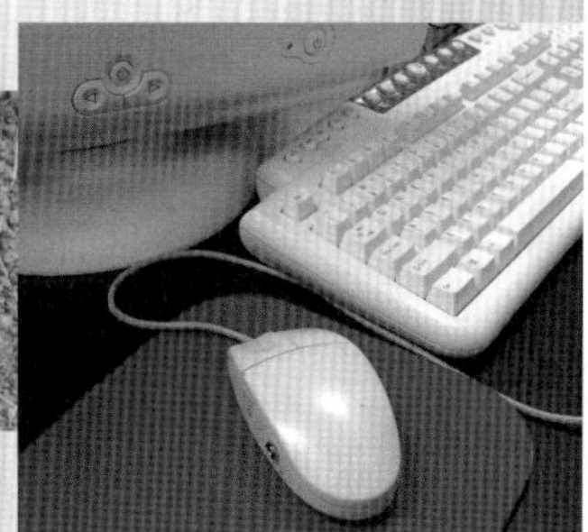

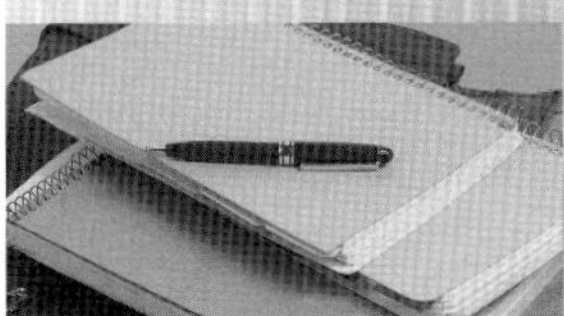

학습목표

1. 대차대조표 개념을 설명할 수 있다.
2. 대차대조표 구성을 설명할 수 있다.
3. 실제 대차대조표의 정보를 해석할 수 있다.

학습내용

1. 대차대조표 해부
2. 실전! 대차대조표 분석

1. 대차대조표 해부

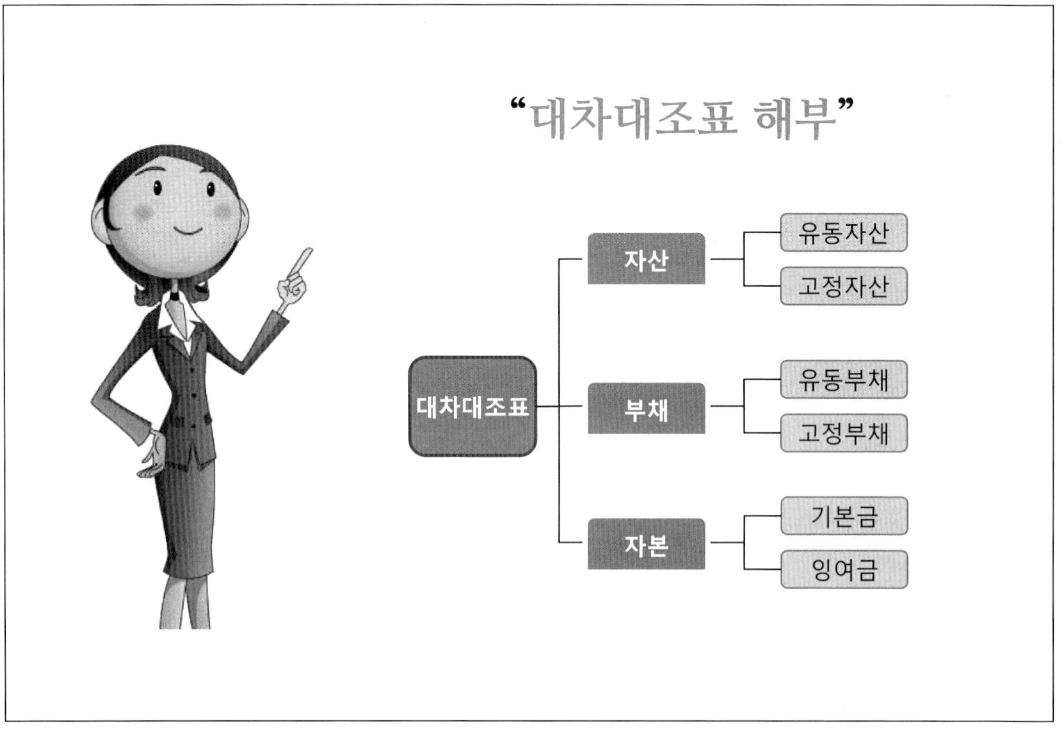

- 대차대조표의 3가지 요소: 자산, 부채, 자본
  - 자산: 유동자산, 고정자산
  - 부채: 유동부채, 고정부채
  - 자본: 기본금, 잉여금

1. 대차대조표 해부

1) 대차대조표란?

대차대조표

특정시점에 자금의 조달, 자금의 사용을 나타내어 병원의 재무상태를 알려주는 표

조직이 그 권한을 행사할 수 있는 경제적 가치를 표현해 놓은 것

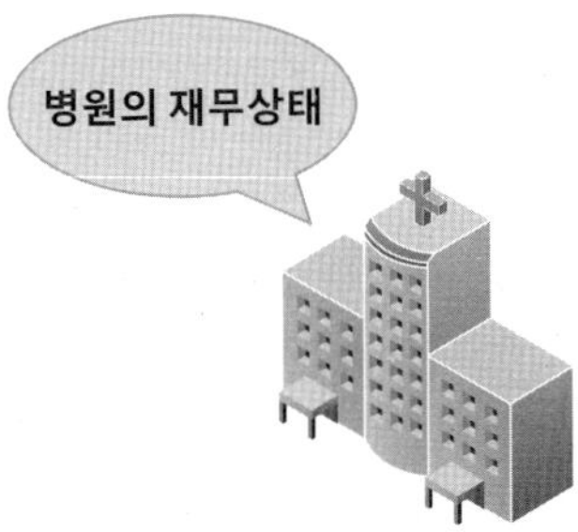

병원이 그 권한을 행사할 수 있는 경제적 가치를 정리하여 표현한 것

- 대차대조표: 특정시점에 자금의 조달, 자금의 사용을 나타내어 병원의 재무상태를 알려주는 표
  - 재무상태: 조직이 그 권한을 행사할 수 있는 경제적 가치를 표현해 놓은 것
  - 병원의 재무상태: 병원이 그 권한을 행사할 수 있는 경제적 가치를 정리하여 표현한 것

1. 대차대조표 해부

1) 대차대조표란?

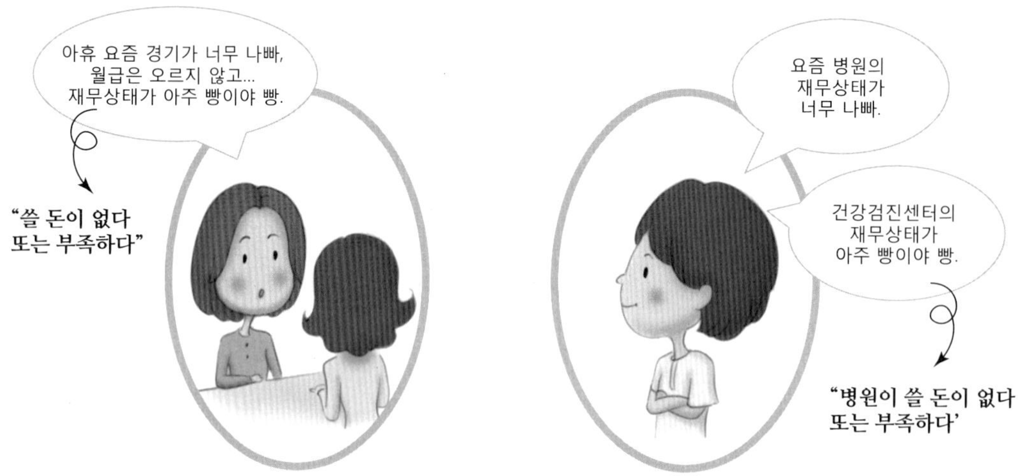

- “아휴 요즘 경기가 너무 나빠, 월급은 오르지 않고… 재무상태가 아주 빵이야 빵” : 쓸 돈이 없다 또는 부족하다라는 것을 의미
- “요즘 병원의 재무상태가 너무 나빠 또는 건강검진센터의 재무상태가 아주 빵” : 병원이 쓸 돈이 없다 또는 부족하다는 것을 의미

1. 대차대조표 해부

1) 대차대조표란?

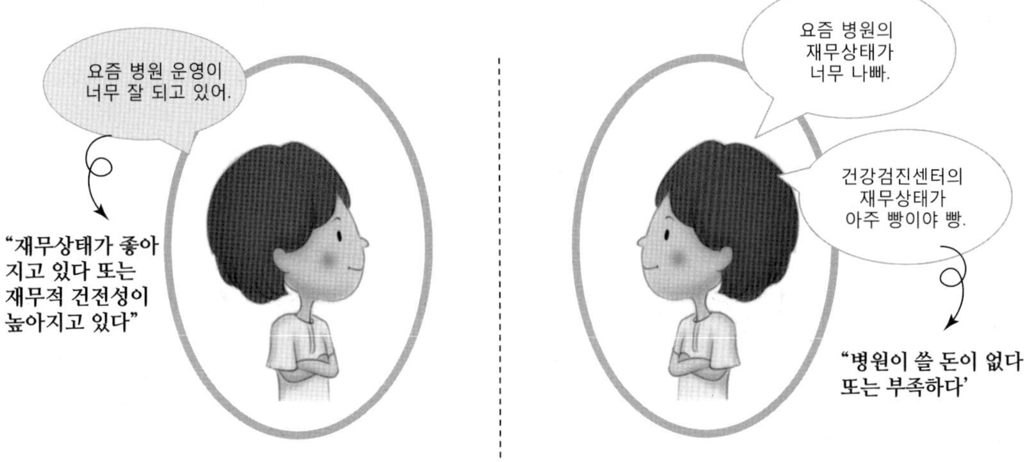

대차대조표 **특정시점에 자금의 조달, 자금의 사용을 나타내어 병원의 재무상태를 알려주는 표**

- '요즘 병원 운영이 너무 잘 되고 있어' : 재무상태가 좋아지고 있다 또는 재무적 건전성이 높아지고 있다 라는 것을 의미하며, 병원이 돈을 잘 벌고 있다, 이익을 내고 있다는 것을 의미
- 대차대조표: 병원의 특정 시점에서의 재산상태를 표시해 놓은 요약정리표
  - 해당 병원이 재무적으로 어떤 상태에 있는지를 알려주는 표

1. 대차대조표 해부

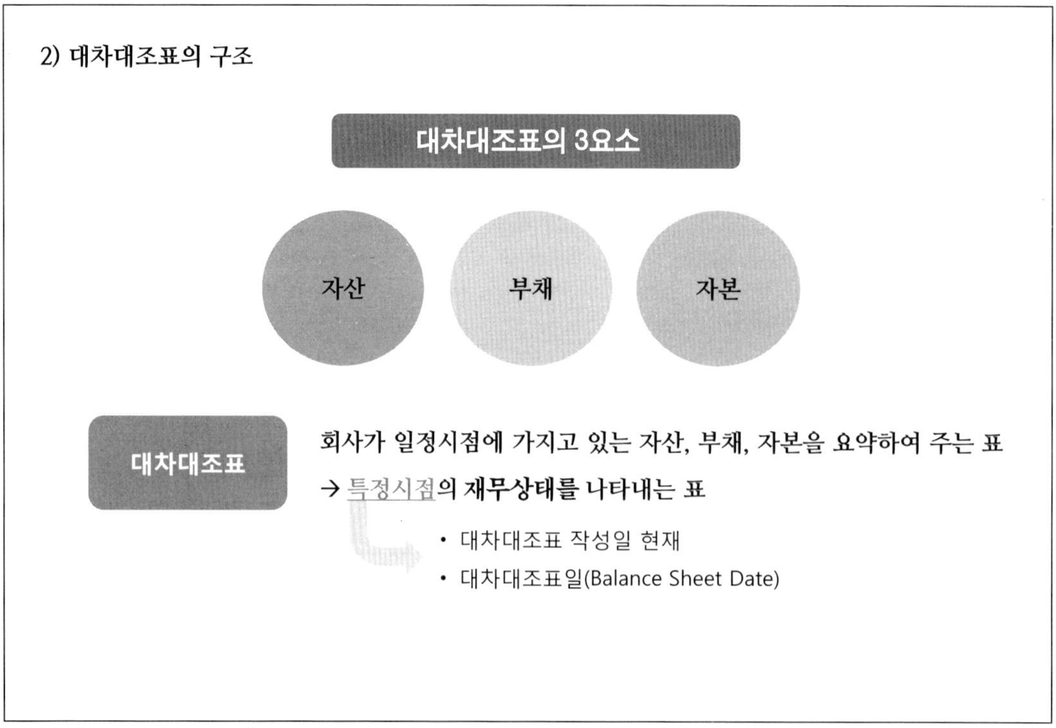

- 대차대조표의 3요소: 자산, 부채, 자본
- 대차대조표: 외부의 이해관계자에게 조직의 재무상태를 보고하기 위한 것으로 특정 시점에서의 조직의 재무상태를 나타냄
  - 특정시점: 대차대조표 작성일 현재, 대차대조표일(Balance Sheet Date)

1. 대차대조표 해부

2) 대차대조표의 구조

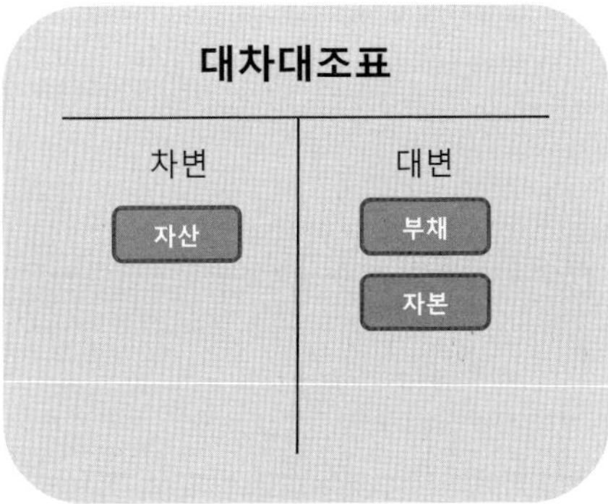

- 재무회계에서는 일정한 원칙과 규칙을 만들고 모든 회계정보 처리자가 이러한 원칙과 규칙을 따르도록 함으로써
- 조직의 복잡한 재무활동을 자산과 부채, 자본의 3요소로 표현하고자 노력함

자산 = 부채 + 자본

재무적 자산의 총 합은 그 조직의 부채와 자본의 총 합과 항상 일치하게 만듦

- 대차대조표: 대차대조표일 현재의 모든 자산, 부채 및 자본을 정확하게 표시
  - 왼편을 차변이라하여 자산을 기록, 오른편은 대변이라 하여 부채와 자본을 기록
- 자산과 부채 자본 간의 관계: 어떤 조직이든 그 조직의 재무적 자산의 총 합은 그 조직의 부채와 자본의 총 합과 항상 일치해야 함
- 사실 이 말은 일치하게 만든다는 것이 더 정확한 표현
- 인간사회의 수많은 일들 중에는 회계학적으로 표현할 수 없는 사건들도 포함되어 있음
- 재무회계: 일정한 원칙과 규칙을 만들고 모든 회계정보 처리자가 이러한 원칙과 규칙을 따르도록 함으로써 조직의 복잡한 재무활동을 자산과 부채, 자본의 3요소로 표현
  - 원칙과 규칙: 의료기관회계기준

1. 대차대조표 해부

2) 대차대조표의 구조

자산 | 부채 | 자본

- 경제적 가치가 있는 모든 물건과 권리
- 과거의 거래 또는 사건의 결과로 발생되고 기업에 의해서 지배 통제되는 미래의 경제적 효익

예 현금, 판매를 목적으로 보유하고 있는 상품, 재고, 토지, 건물 등

자산의 종류
- 유동자산: 1년 이내에 현금으로 전환 가능하거나 사용되어 없어질 자산
- 고정자산: 1년 이후에 현금으로 전환되거나 1년 이상에 걸쳐 사용되는 자산

- 자산: 경제적 가치가 있는 모든 물건과 권리
  - 병원이 사거나 팔거나 권리를 행사할 수 있는 모든 것이 자산
  - 과거의 거래 또는 사건의 결과로 발생되고 기업에 의해서 지배 통제되는 미래의 경제적 효익
  - 기업이 보유하고 있는 재화

  예 현금, 판매를 목적으로 보유하고 있는 상품, 재고, 토지, 건물 등

  - 자산: 유동자산과 고정자산

    유동자산 – 1년 이내에 현금으로 전환 가능하거나 사용 되어 없어질 자산

    고정자산 – 1년 이후에 현금으로 전환되거나 1년 이상에 걸쳐 사용되는 자산

1. 대차대조표 해부

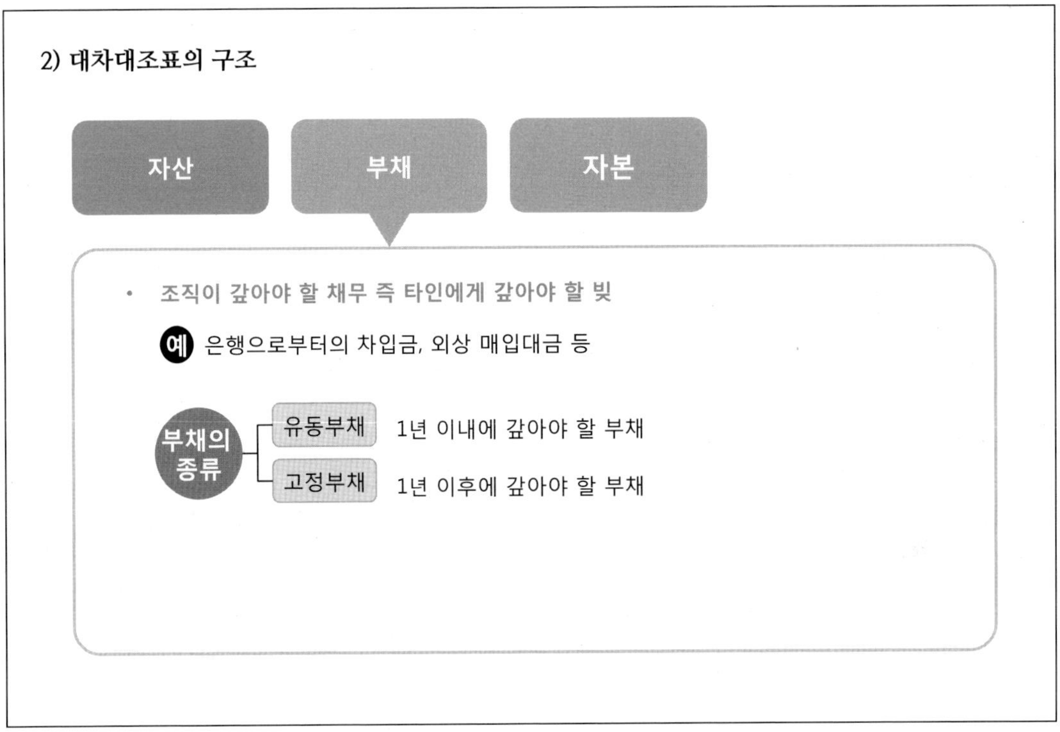

• 부채: 조직이 갚아야 할 채무, 즉 타인에게 갚아야 할 빚

예 은행으로부터의 차입금, 외상 매입대금 등

– 부채: 유동부채와 고정부채

유동부채 – 1년 이내에 갚아야 할 부채

고정부채 – 1년 이후에 갚아야 할 부채

1. 대차대조표 해부

2) 대차대조표의 구조

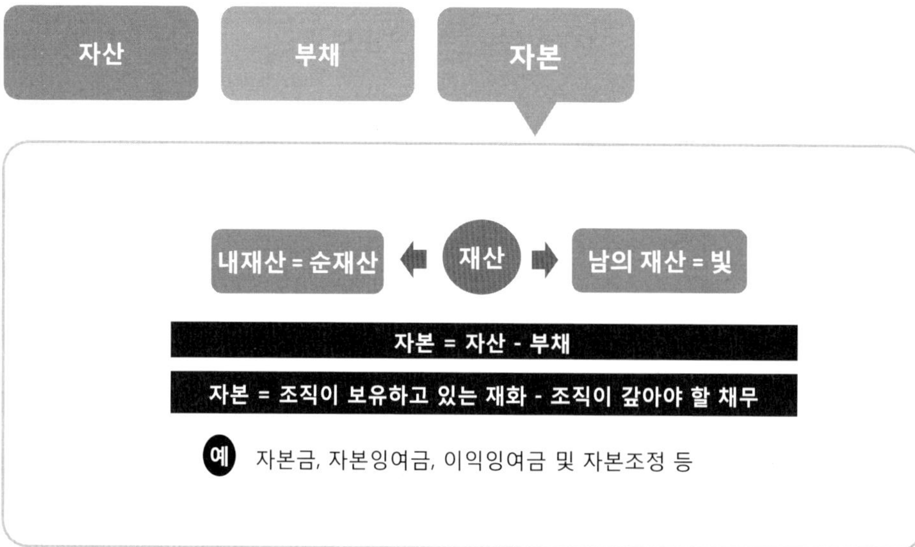

- 부채는 언젠가는 남에게 갚아야 하므로 어느 한 시점에서 재산을 파악하기 위해서는 자산에서 부채를 차감한 순수한 자기자신만의 재산, 즉 순재산을 파악하는 것이 필요
- 자본: 자산에서 부채를 뺀 나머지 잔액
  - 조직이 보유하고 있는 재화에서 조직이 갚아야 할 채무를 뺀 잔여분

예 자본금, 자본잉여금, 이익잉여금 및 자본조정 등

1. 대차대조표 해부

2) 대차대조표의 구조

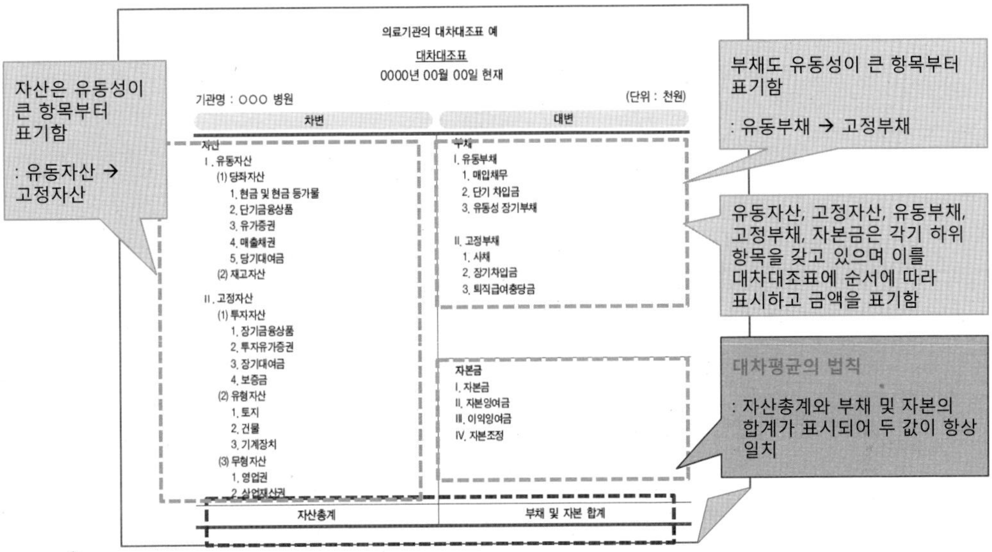

대차대조표에는 몇 개의 정의된, 약속된 계정과목만 표기할 수 있음
→ 타 병원과의 비교도 가능함

- 병원의 대차대조표 구성 예
  - 왼쪽인 차변에는 자산, 오른쪽인 대변에는 부채와 자본 기록
  - 대차평균의 법칙: 자산총계와 부채 및 자본의 합계가 표시되어 두 값이 항상 일치
  - 자산: 유동성이 큰 항목부터 표기하는 원칙을 적용, 유동자산 항목이 먼저 표기되고 그 다음 고정자산 항목이 나열됨
  - 부채: 유동부채 항목이 먼저 표기되고 그 다음 고정부채 항목이 나열됨
  - 유동자산 내에서는 몇 개의 하위 자산항목이 나열됨
  - 고정자산, 유동부채, 고정부채, 자본금도 각기 하위 항목을 갖고 있으며 이를 대차대조표에 순서에 따라 표시하고 금액을 기재함
- 대차대조표에는 아무 계정과목이나 올라올 수는 없고 몇 개의 정의된, 약속된 계정과목만 표기: 어떤 병원의 대차대조표를 보더라도 일정한 순서에 따라 일정한 계정과목이 표시됨
- 대차대조표를 보는 정보이용자는 해당 병원의 재무상태를 파악할 수 있을 뿐 아니라 이를 다 병원과도 비교를 할 수 있음

1. 대차대조표 해부

2) 대차대조표의 구조

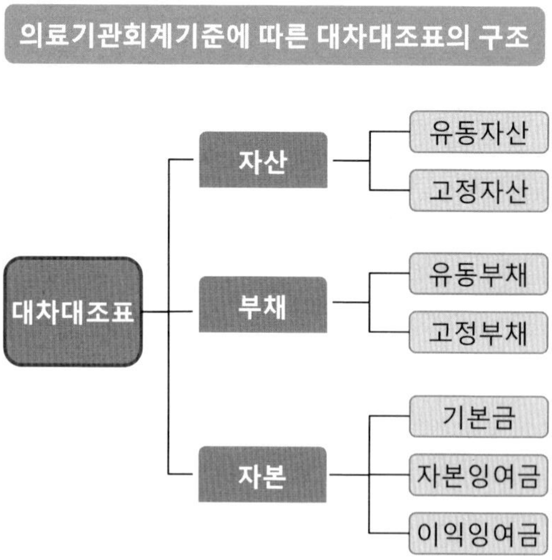

- 의료기관 회계기준에 따른 대차대조표의 구조
- 자산, 부채, 자본 각각의 계정 파악

1. 대차대조표 해부

3) 대차대조표 계정 파악

자산 – 유동자산

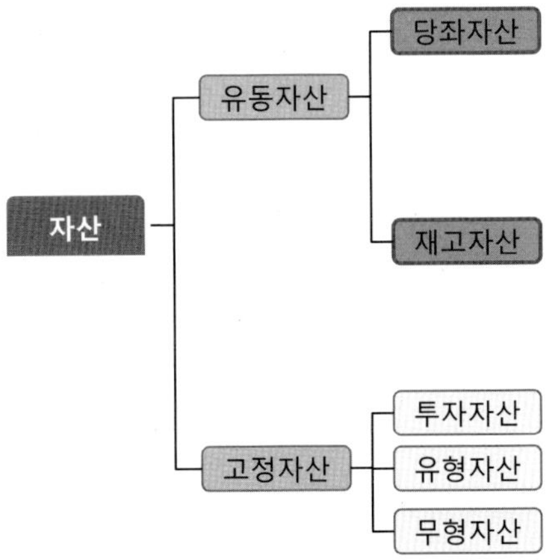

- 현금과 현금은 아니지만 현금과 유사한 형태의 자산으로 바로 현금화가 가능한 자산의 묶음
- 현금 및 현금등가물, 단기금융상품, 단기매매증권, 의료미수금, 당기대여금, 대손충당금, 미수금, 미수수익, 선급금, 선급비용, 선급제세 등

- 의료서비스 활동을 위해 필요한 물품을 구입하여 쓰고 남아 가지고 있는 자산의 묶음
- 약품, 진료재료, 급식재료, 저장품, 의료부대물품 등

- 자산: 유동자산, 고정자산
  - 유동자산: 당좌자산과 재고자산으로 구성
    당좌자산: 현금과 현금은 아니지만 현금과 유사한 형태의 자산으로 바로 현금화가 가능한 자산의 묶음
    당좌자산은 현금 및 현금등가물, 단기금융상품, 단기매매증권, 의료미수금, 당기대여금, 대손충당금, 미수금, 미수수익, 선급금, 선급비용, 선급제세 등으로 구분
  - 재고자산: 의료서비스 활동을 위해 필요한 물품을 구입하여 쓰고 남아 가지고 있는 자산의 묶음
    재고자산은 약품, 진료재료, 급식재료, 저장품, 의료부대물품으로 구분

1. 대차대조표 해부

3) 대차대조표 계정 파악

자산 - 유동자산

당좌자산의 주요과목

현금 및 현금등가물	•현금, 수표 또는 당좌예금이나 보통예금처럼 바로 현금화할 수 있는 자산 •주식이나 증권 등
의료미수금	•입원 또는 외래 환자진료비 중 아직 받지 못하여 미회수된 금액
대손충당금	•아직 받지 못한 금액 중 회수하지 못할 가능성에 대비해 일정 금액을 설정해 두는 평가성 충당금

- 당좌자산의 주요과목: 현금 및 현금등가물, 의료미수금, 대손충당금
  - 현금 및 현금등가물: 현금, 수표 또는 당좌예금이나 보통예금처럼 바로 현금화할 수 있는 자산
    현금등가물: 큰 어려움 없이 현금으로 바꿀 수 있는 주식이나 증권 등
  - 의료미수금: 입원 또는 외래 환자진료비 중 아직 받지 못하여 미회수된 금액
  - 대손충당금: 의료미수금과 같이 아직 받지 못한 금액 중 회수하지 못할 가능성에 대비해 일정 금액을 설정해 두는 평가성 충당금
    돈을 받지 못하고 떼일 것에 대비하여 아예 이를 대비한 계정과목을 두어 일정 금액을 구분해 두는 것
    실제로 받지 못하는 돈이 생기면 이 계정에서 차감하여 정리

1. 대차대조표 해부

3) 대차대조표 계정 파악

- 자산 – 유동자산

여기서 잠깐! *대차대조표와 손익계산서*

"계정이란 하나 하나의 은행통장이다."

"용도별로 통장을 구분하여 가지고 있다가 용도에 맞는 쓰임이 생겼을 때 해당 통장에서 돈을 꺼내 쓰거나 돈을 넣어 두는 것"

- 계정: 하나 하나의 은행통장
  - 용도별로 통장을 구분하여 가지고 있다가 용도에 맞는 쓰임이 생겼을 때 해당 통장에서 돈을 꺼내 쓰거나 돈을 넣어 두는 것
- 회계에서는 많은 다양한 계정과목을 만들어 사용함

1. 대차대조표 해부

3) 대차대조표 계정 파악

자산 - 유동자산

재고자산의 주요과목	
약품	•진료목적으로 보유하고 있는 일반약품, 주사약품, 마취약품, 마약, 소독약품, 약국재료 등의 가치를 평가한 것
진료재료	•방사선, 검사, 수술, 치과, 의료소모품, 혈액, 동위원소 등 진료를 목적으로 구입한 재료의 가치를 평가한 것
급식재료	•급식을 위한 채소, 육류, 생선류, 미곡류 등의 재료와 접시, 수저 등과 같은 급식용구의 가치를 평가한 것
의료부대물품	•의료부대수익을 위해 보유하고 있는 장의용품, 매점용품 등의 가치를 평가한 것

- 재고자산의 주요과목: 약품, 진료재료, 급식재료, 의료부대물품
  - 약품: 진료목적으로 보유하고 있는 일반약품, 주사약품, 마취약품, 마약, 소독약품, 약국재료 등의 가치를 평가한 것
  - 진료재료: 방사선, 검사, 수술, 치과, 의료소모품, 혈액, 동위원소 등 진료를 목적으로 구입한 재료의 가치를 평가한 것
  - 급식재료: 급식을 위한 채소, 육류, 생선류, 미곡류 등의 재료와 접시, 수저 등과 같은 급식용구의 가치를 평가한 것
  - 의료부대물품: 의료부대수익을 위해 보유하고 있는 장의용품, 매점용품 등의 가치를 평가한 것

1. 대차대조표 해부

3) **대차대조표 계정 파악**

자산 – 고정자산

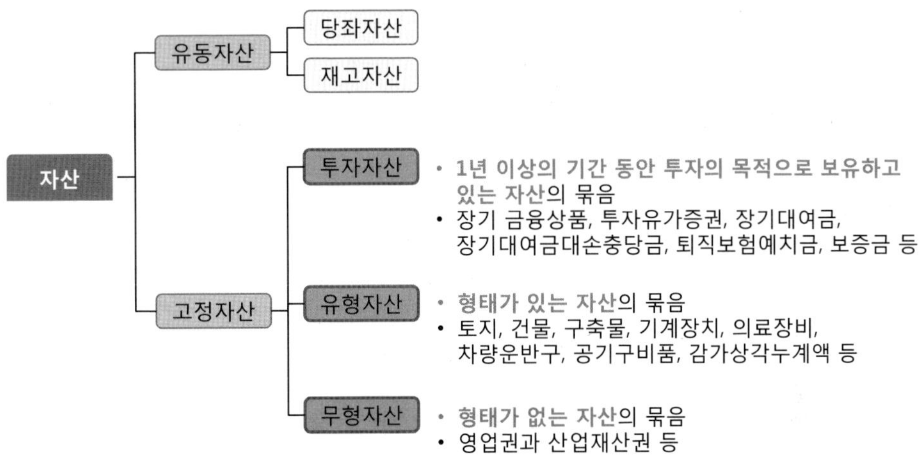

- 고정자산의 주요과목: 투자자산, 유형자산, 무형자산
  - 투자자산: 1년 이상의 기간 동안 투자의 목적으로 보유하고 있는 자산의 묶음
    장기 금융상품, 투자유가증권, 장기대여금, 장기대여금대손충당금, 퇴직보험예치금, 보증금 등으로 구분
  - 유형자산: 형태가 있는 자산의 묶음
    토지, 건물, 구축물, 기계장치, 의료장비, 차량운반구, 공기구비품, 감가상각누계액 등으로 구분
  - 무형자산: 형태가 없는 자산의 묶음
    영업권, 산업재산권 등으로 구분

1. 대차대조표 해부

3) 대차대조표 계정 파악

자산 – 고정자산

투자자산의 주요과목

투자유가증권	•투자목적으로 보유하고 있는 주식, 증권, 장기금융상품 등 •병원이 주식 평가에 따른 차이로 이익을 볼 것으로 기대하고 구입하여 1년 이상 보유하고 있는 주식, 증권 등

- 투자자산의 주요과목: 투자유가증권
  - 투자유가증권: 투자목적으로 보유하고 있는 주식, 증권, 장기금융상품 등
  - 병원이 주식 평가에 따른 차이로 이익을 볼 것으로 기대하고 구입하여 1년 이상 보유하고 있는 주식, 증권 등

1. 대차대조표 해부

3) 대차대조표 계정 파악

자산 – 고정자산

유형자산의 주요과목

과목	내용
토지	•병원이 보유하고 있는 업무용, 비업무용 토지의 가치를 평가한 것
건물	•병원이 보유하고 있는 병동, 관리동, 직원숙소와 같은 일체의 건물의 가치를 평가한 것
구축물	•문, 울타리, 옹벽, 도로, 정원 등과 같이 건물 및 부속설비 이외의 공작물이나 토목설비로서 토지에 고정되어 있는 시설의 가치를 평가한 것
기계장치	•전기설비, 기계설비, 냉동설비, 주방설비, 세탁설비 등의 기계장치의 가치를 평가한 것
의료장비	•환자진료를 위해 사용되는 의료기구나 용구의 가치를 평가한 것

- 유형자산의 주요과목: 토지, 건물, 구축물, 기계장치, 의료장비
  - 토지: 병원이 보유하고 있는 업무용, 비업무용 토지의 가치를 평가한 것
  - 건물: 병원이 보유하고 있는 병동, 관리동, 직원숙소와 같은 일체의 건물의 가치를 평가한 것
  - 구축물: 문, 울타리, 옹벽, 도로, 정원 등과 같이 건물 및 부속설비 이외의 공작물이나 토목설비로서 토지에 고정되어 있는 시설의 가치를 평가한 것
  - 기계장치: 전기설비, 기계설비, 냉동설비, 주방설비, 세탁설비 등의 기계장치의 가치를 평가한 것
  - 의료장비: 환자진료를 위해 사용되는 의료기구나 용구의 가치를 평가한 것

1. 대차대조표 해부

3) 대차대조표 계정 파악

부채

부채

- 유동부채
  - 1년 이내에 만기가 도래하는 부채의 묶음
  - 매입채무, 단기차입금, 미지급금, 선수금, 예수금, 미지급비용, 유동성장기부채, 선수수익, 단기부채성충당금 등
- 고정부채
  - 1년 이후에 만기가 도래하는 부채의 묶음
  - 장기차입금, 금융리스미지급금, 장기성매입채무, 퇴직급여충당금, 고유목적사업준비금 등

- 부채: 유동부채, 고정부채
  - 유동부채: 1년 이내에 만기가 도래하는 부채의 묶음
    매입채무, 단기차입금, 미지급금, 선수금, 예수금, 미지급비용, 유동성장기부채, 선수수익, 단기부채성충당금 등으로 구분
  - 고정부채: 1년 이후에 만기가 도래하는 부채의 묶음
    장기차입금, 금융리스미지급금, 장기성매입채무, 퇴직급여충당금, 고유목적사업준비금 등으로 구분

1. 대차대조표 해부

3) 대차대조표 계정 파악

부채

유동부채의 주요과목

매입채무	•약품 등 재고자산 매입 대가의 미지급금
단기차입금	•금융기관으로부터 빌려서 1년 이내에 갚아야 할 금액
미지급금	•일반적인 상거래 이외의 거래에서 발생한 1년 이내에 지급해야 할 금액

병원에서의 미지급금이란 의료서비스 판매와 관련 없이 발생한 거래에서의 지급해야 할 금액

- 유동부채의 주요과목: 매입채무, 단기차입금, 미지급금
  - 매입채무: 약품 등 재고자산 매입 대가의 미지급금
  - 단기차입금: 은행과 같은 금융기관으로부터 빌려서 1년 이내에 갚아야 할 금액
  - 미지급금: 일반적인 상거래 이외의 거래에서 발생한 1년 이내에 지급해야 할 금액
- 병원에서의 일반적인 상거래: 의료서비스를 제공하고 이의 대가를 받는 것이므로 의료서비스 판매와 관련 없이 발생한 거래에서의 지급해야 할 금액을 미지급금으로 이해

1. 대차대조표 해부

3) 대차대조표 계정 파악

○ 부채

고정부채의 주요과목

과목	내용
장기차입금	•상환 기일이 대차대조표일 기준으로 1년 이후에 도래하는 차입금액
퇴직급여충당금	•병원의 전 임직원이 일시에 퇴직할 경우에 대비하여 이를 지급할 목적으로 축적하는 금액 •국민연금퇴직전환금을 차감한 금액
고유목적사업 준비금	•고유목적사업준비금은 병원의 고유목적사업 또는 기부금에 지출하기 위하여 설정해 둔 준비금

- 고정부채 중 주요과목: 장기차입금, 퇴직급여충당금, 고유목적사업준비금
  - 장기차입금: 상환 기일이 대차대조표일 기준으로 1년 이후에 도래하는 차입금액 즉 빌린 돈
  - 퇴직급여충당금: 병원의 전 임직원이 일시에 퇴직할 경우에 대비하여 이를 지급할 목적으로 축적하는 금액으로 국민연금퇴직전환금을 차감한 금액
  - 고유목적사업준비금: 병원의 고유목적사업 또는 기부금에 지출하기 위하여 설정해 둔 준비금

1. 대차대조표 해부

3) 대차대조표 계정 파악

자본

- 자본
  - 기본금
    - 처음 병원을 설립할 때 출연한 자금
    - 법인기본금, 기타기본금
  - 자본잉여금
    - 자본보존을 목적으로 축적하는 잉여금으로 구성
  - 이익잉여금
    - 병원의 경영성과로부터 창출된 이익금 중 병원의 성장, 발전을 위해 축적하는 잉여금
    - 차기이월잉여금, 당기순이익 등

- 자본: 기본금, 자본잉여금, 이익잉여금
  - 기본금: 처음 병원을 설립할 때 출연한 자금, 법인기본금과 기타기본금으로 구성
  - 자본잉여금: 자본보존을 목적으로 축적하는 잉여금으로 구성
  - 이익잉여금: 병원의 경영성과로부터 창출된 이익금 중 병원의 성장, 발전을 위해 축적하는 잉여금, 차기이월잉여금과 당기순이익 등으로 구성

1. 대차대조표 해부

3) 대차대조표 계정 파악

자본

이익잉여금의 주요과목

차기이월잉여금	•차기로 이월될 잉여금
당기순이익	•손익계산서에서 산출된 올 해의 경영성과 실적 금액

- 이익잉여금 주요과목: 차기이월잉여금, 당기순이익
  - 차기이월잉여금: 차기로 이월될 잉여금
  - 당기순이익: 손익계산서에서 산출된 올 해의 경영성과 실적 금액

1. 대차대조표 해부

3) 대차대조표 계정 파악

자본

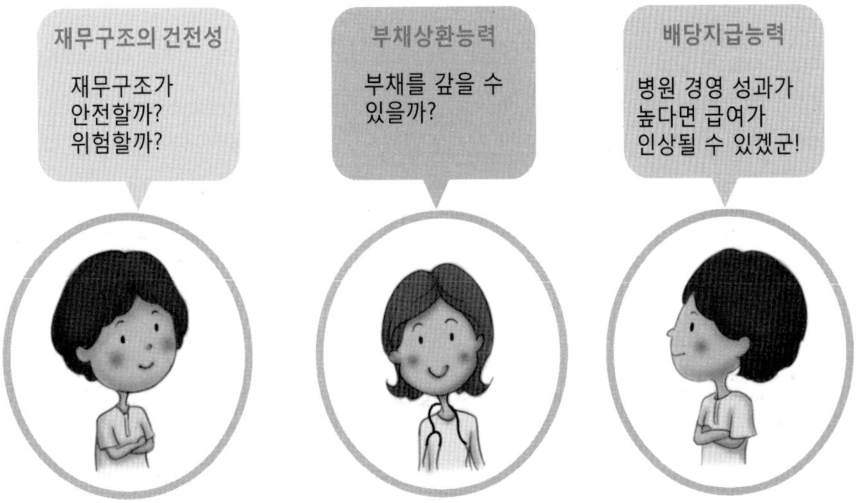

- 병원의 대차대조표를 이용하여 병원의 재무구조의 건전성, 부채상환능력, 그리고 배당지급능력에 대해 알 수 있음

1. 대차대조표 해부

3) 대차대조표 계정 파악

○ 자본

재무구조의 건전성

재무구조가
안전할까?
위험할까?

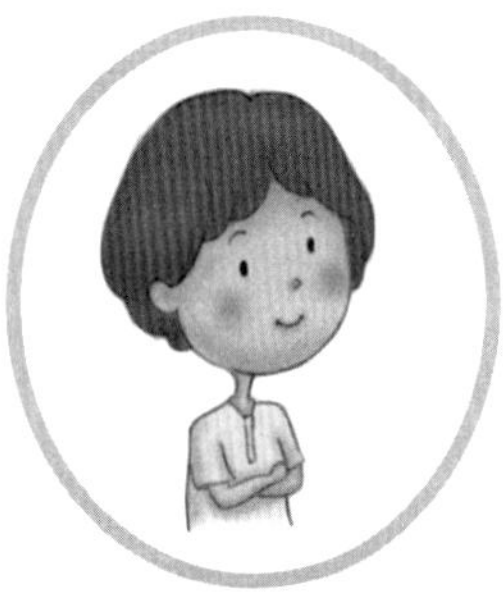

대차대조표상에 나타나 있는 자산 검토

부채와 자본간의 비율 검토

부채를 통해 자산을 조달한 비율이 높은
재무구조를 가진 병원은
'위험(Risky)'함

- 재무구조의 건전성: 대차대조표상에 나타나 있는 자산과 이를 구성하는 부채와 자본간의 비율을 검토함으로써 알 수 있음
- 일반적으로 부채를 통해 자산을 조달한 비율이 높을수록 이러한 재무구조를 가진 병원은 '위험(risky)' 하다고 판단됨

1. 대차대조표 해부

3) 대차대조표 계정 파악

자본

부채상환능력

부채를 갚을 수 있을까?

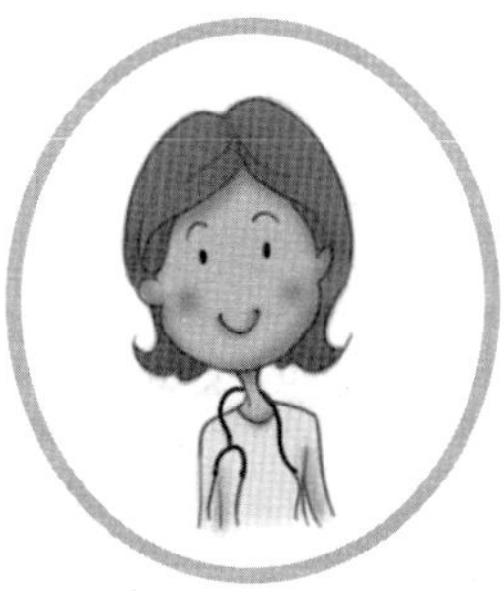

유동자산과 유동부채의 비교

유동자산 > 유동부채 → 유동부채를 정시에 상환하는 것이 어렵지 않음

유동자산 < 유동부채 → 부채 상환에 어려움을 겪게 될 가능성이 큼

유동성 위기가 있음

유동성 위기로 파산을 하지 않기 위해서는 지속적으로 병원의 유동성 지급능력을 점검하여 관리하도록 할 것

- 부채 상환 능력: 유동자산과 유동부채의 비교를 통해 가늠해 볼 수 있음
  - 유동자산의 크기가 유동부채에 비해 현저히 크다면 유동부채를 정시에 상환하는 것이 어렵지 않을 것이라고 기대할 수 있음
  - 유동자산에 비해 유동부채의 크기가 현저히 크다면 부채 상황에 어려움을 겪게 될 가능성이 크다는 것을 유추할 수 있음
  - 후자의 경우 유동성 위기가 있다고 하고 이렇게 갚아야 하는 날짜에 부채를 갚지 못하면 병원은 파산을 하게 됨
  - 파산을 하지 않기 위해서는 지속적으로 병원의 유동성 지급능력을 점검하여 이를 관리하는 것이 필요

1. 대차대조표 해부

3) 대차대조표 계정 파악

자본

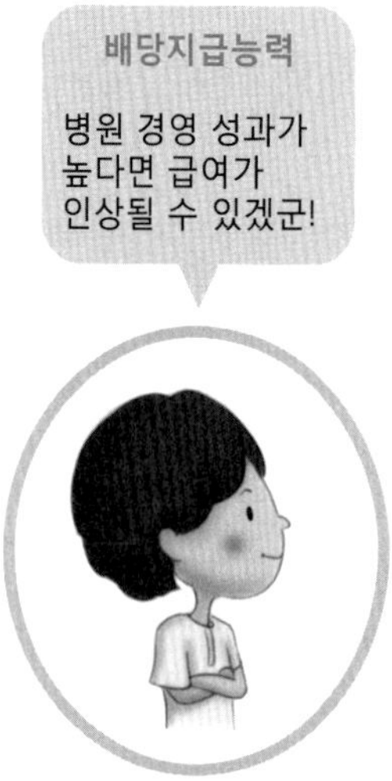
배당지급능력
병원 경영 성과가 높다면 급여가 인상될 수 있겠군!

대차대조표 상의 자본 중 이익잉여금의 크기를 통해 가늠

- 이익잉여금은 조직활동을 통해 창출된 것
- 이익잉여금이 클수록
  → 기업활동의 성과가 크고 배당액도 커짐

배당 **주주들에게 조직의 경영실적에 따라 그 성과를 돈 또는 경제적 가치로 돌려 주는 것**

※ 우리나라의 경우 병원이 비영리조직이므로 주식을 발행할 수 없음

- 배당지급능력을 나타내는 부분이 자본의 이익잉여금부분이므로 병원에 소속된 간호사의 입장에서는 병원이 이익이 많이 났다면 임금이 오를 수 있음

- 배당지급 능력: 대차대조표 상의 자본 중 이익잉여금의 크기를 통해 가늠해 볼 수 있음
  - 이익잉여금: 조직활동을 통해 창출된 것, 이익잉여금이 클수록 기업활동의 성과가 크고 따라서 배당액도 클 것을 기대할 수 있음
- 배당: 주주들에게 조직의 경영실적에 따라 그 성과를 돈 또는 경제적 가치로 돌려 주는 것
- 우리나라의 상황에서는 병원은 비영리조직이기 때문에 주식을 발행할 수 없고 따라서 배당과 관련된 재무활동을 하지 않으나, 앞으로 영리병원이 설립되거나 외국인 투자 병원이 들어온다면 상황은 변할 수도 있음
- 현재 병원의 상황에서는 배당지급능력을 나타내는 부분이 자본의 이익잉여금부분이므로 병원에 소속된 간호사의 입장에서는 병원이 이익이 많이 났다면 임금이 오를 수 있다는 기대를 해 볼 수 있음

2. 실전 대차대조표 분석

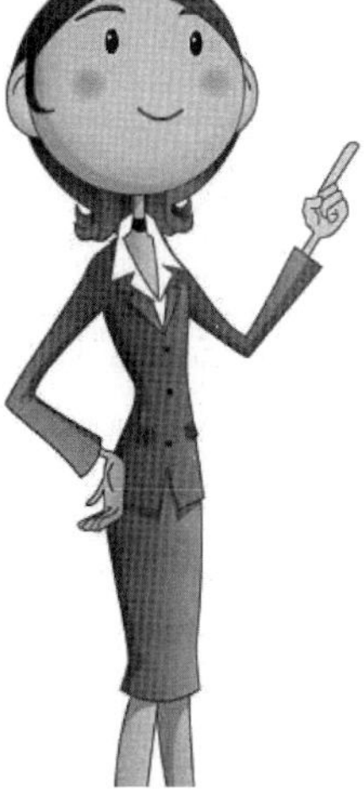

"대차대조표는 병원의 재무적 상태를 요약적으로 표시해 주므로 그 목적과 분석 정도에 따라 많은 정보를 활용할 수 있다!"

자산		부채	135,228,901,738
I. 유동자산	134,643,400,422	I. 유동부채	120,017,934,273
1. 당좌자산	59,618,589,655	(1) 매입채무	6,317,363,607
(1)현금 및 현금 등가물	4,502,007,286	(2) 단기 차입금	105,462,960,000
(2) 의료미수금	44,220,816,032	(3) 미지급금	5,000,000,000
대손충당금	-442,208,160	(4) 기타유동부채	3,237,610,666
	43,778,607,872	II. 고정부채	15,210,967,465
(3) 기타당좌자산	11,337,974,497	(1) 장기차입금	9,265,392,000
2. 재고자산	75,024,810,767	(2) 퇴직급여충당금	4,940,000,000
(1) 약품	23,994,227,172	(3) 고유목적사업준비금	1,005,575,465
(2) 진료재료	3,590,550,390		
(3) 급식재료	18,625,906,197		
(4) 의료부대물품	28,814,127,008		
II. 고정자산	98,940,017,270		
1.투자자산	42,059,404,675	자본	98,354,515,954
(1) 투자주식	40,591,984,675	I. 자본금	57,612,958,497
(2) 기타투자자산	1,467,420,000	(1) 기본금	10,200,000,000
2. 유형자산	56,728,265,575	(2) 자본잉여금	50,799,322,343
(1)토지	43,544,284,912	(3) 자본조정	-3,386,363,846
(2)건물	9,934,636,482	II. 이익잉여금	40,741,557,457
(3)구축물	421,342,684	(1) 장기이월잉여금	7,065,456,524
(4)기계장치	2,721,290,922	(2) 당기순이익	33,676,100,933
(5) 의료장비	30,179,363		
(6) 기타의유형자산	76,531,212		
3. 기타비유동자산	152,347,020		
(1)보증금	152,347,020		
자산총계	233,583,417,692	부채와 자본총계	233,583,417,692

- 대차대조표: 병원의 재무적 상태를 요약적으로 표시해 주는 것으로 목적과 분석 정도에 따라 많은 정보를 활용할 수 있음
- 간호사는 전문 분석가가 아니라 정보이용자의 입장에서 병원의 경영 상황에 대한 개괄적인 정보를 얻는 것이 목적이니 대차대조표를 보고 가장 중요하고 또 가장 기본적인 재무정보를 해석할 수 있는 정도의 안목을 갖추는 것이 필요

2. 실전 대차대조표 분석

1) 대차대조표 분석 방법

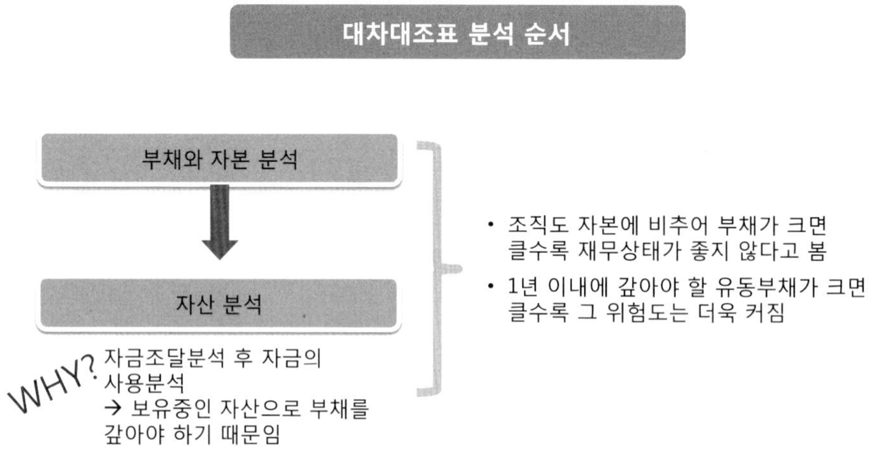

- 대차대조표 분석 순서: 재무상태를 분석할 때에는 대변의 부채와 자본을 먼저 분석한 후 차변의 자산을 분석
- 갚을 돈이 더 많은지 아니면 내 재산이 더 많은지 비교하면서 분석을 시작
- 자금조달분석 후 자금의 사용을 분석하는 이유는 보유중인 자산으로 부채를 갚아야 하기 때문임
- 개인에서와 마찬가지로 조직도 자본에 비추어 부채가 크면 클수록 재무상태가 좋지 않다고 봄
- 특히 1년 이내에 갚아야 할 유동부채가 크면 클수록 그 위험도가 커짐

2. 실전 대차대조표 분석

1) 대차대조표 분석 방법

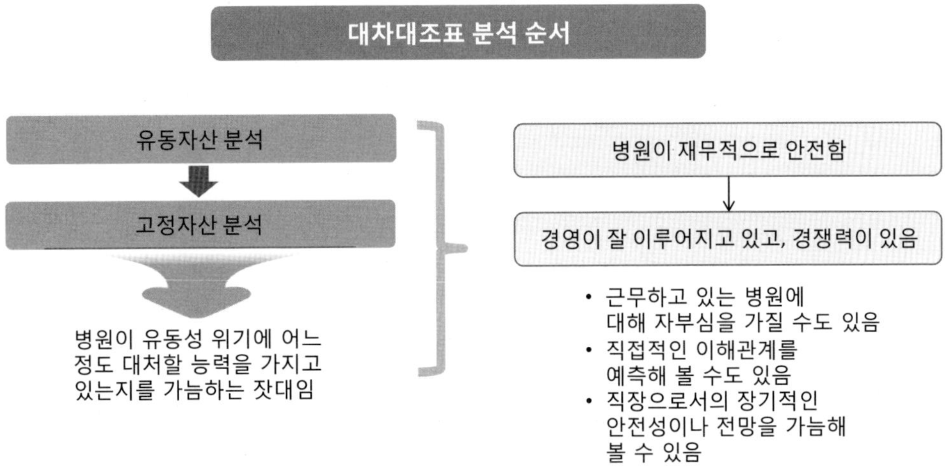

- 유동자산을 분석한 후 고정자산을 분석
- 유동성 관리: 조직 경영에서 매우 중요하기 때문에 자산의 구성을 중요하게 봄
- 유동자산과 고정자산의 구성과 내용 분석: 병원이 유동성 위기에 어느 정도 대처할 능력을 가지고 있는지를 가늠하는 잣대
  - 병원이 금방이라도 망할 수 있는 재무적 위기에 처해 있는지, 아니면 재무적으로 탄탄하여 웬만한 위험에도 이를 잘 극복하고 대처할 수 있는 능력이 있는지를 가늠할 수 있게 됨
- 병원이 재무적으로 안전하다는 것: 경영이 잘 이루어지고 있으며, 급변하는 의료시장에서 경쟁력이 있음을 보여주는 근거가 될 수 있음
- 간호사로서 근무하고 있는 병원에 대해 자부심을 가질 수도 있고, 또한 임금체불의 위험성이나 급여인상과 같은 직접적인 이해관계를 예측해 볼 수도 있으며, 나아가 직장으로서의 장기적인 안전성이나 전망을 가늠해 볼 수도 있음

2. 실전 대차대조표 분석

2) 대차대조표 분석 사례

자산		부채	135,228,901,738
Ⅰ. 유동자산	134,643,400,422	Ⅰ. 유동부채	120,017,934,273
1. 당좌자산	59,618,589,655	(1) 매입채무	6,317,363,607
(1)현금 및 현금 등가물	4,502,007,286	(2) 단기 차입금	105,462,960,000
(2) 의료미수금	44,220,816,032	(3) 미지급금	5,000,000,000
대손충당금	-442,208,160	(4) 기타유동부채	3,237,610,666
	43,778,607,872	Ⅱ. 고정부채	15,210,967,465
(3) 기타당좌자산	11,337,974,497	(1) 장기차입금	9,265,392,000
2. 재고자산	75,024,810,767	(2) 퇴직급여충당금	4,940,000,000
(1) 약품	23,994,227,172	(3) 고유목적사업준비금	1,005,575,465
(2) 진료재료	3,590,550,390		
(3) 급식재료	18,625,906,197		
(4) 의료부대물품	28,814,127,008		
Ⅱ. 고정자산	98,940,017,270		
1.투자자산	42,059,404,675	자본	98,354,515,954
(1) 투자주식	40,591,984,675	Ⅰ. 자본금	57,612,958,497
(2) 기타투자자산	1,467,420,000	(1) 기본금	10,200,000,000
2. 유형자산	56,728,265,575	(2) 자본잉여금	50,799,322,343
(1)토지	43,544,284,912	(3) 자본조정	-3,386,363,846
(2)건물	9,934,636,482	Ⅱ. 이익잉여금	40,741,557,457
(3)구축물	421,342,684	(1) 장기이월잉여금	7,065,456,524
(4)기계장치	2,721,290,922	(2) 당기순이익	33,676,100,933
(5) 의료장비	30,179,363		
(6) 기타의유형자산	76,531,212		
3. 기타비유동자산	152,347,020		
(1)보증금	152,347,020		
자산총계	**233,583,417,692**	**부채와 자본총계**	**233,583,417,692**

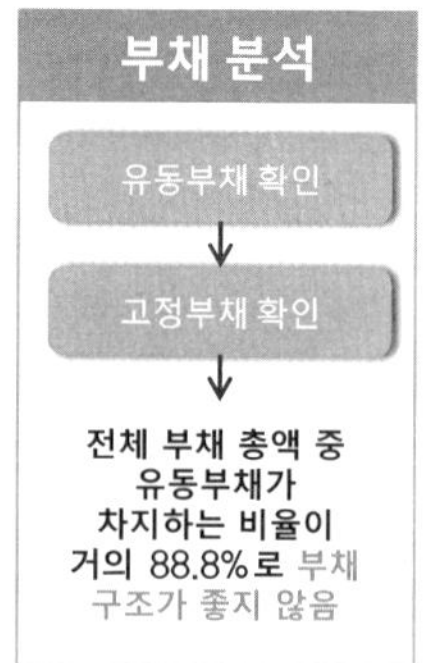

- 대차대조표 분석
- 부채 부분 분석
  - 제시된 사례에서 유동부채 합계가 약 1,200억원 규모
  - 다음 고정부채 부분: 고정부채의 합계는 152억원으로 유동부채의 8분의 1 규모
  - 전체 부채 총액 중 유동부채, 즉 1년 이내에 갚아야 할 부채가 차지하는 비율이 거의 88.8%에 달하니 부채 구조가 그다지 바람직하지 않음을 알 수 있음

2. 실전 대차대조표 분석

2) 대차대조표 분석 사례

자산		부채	135,228,901,738
Ⅰ. 유동자산	134,643,400,422	Ⅰ. 유동부채	120,017,934,273
1. 당좌자산	59,618,589,655	(1) 매입채무	6,317,363,607
(1)현금 및 현금 등가물	4,502,007,286	(2) 단기 차입금	105,462,960,000
(2) 의료미수금	44,220,816,032	(3) 미지급금	5,000,000,000
대손충당금	-442,208,160	(4) 기타유동부채	3,237,610,666
	43,778,607,872	Ⅱ. 고정부채	15,210,967,465
(3) 기타당좌자산	11,337,974,497	(1) 장기차입금	9,265,392,000
2. 재고자산	75,024,810,767	(2) 퇴직급여충당금	4,940,000,000
(1) 약품	23,994,227,172	(3) 고유목적사업준비금	1,005,575,465
(2) 진료재료	3,590,550,390		
(3) 급식재료	18,625,906,197		
(4) 의료부대물품	28,814,127,008		
Ⅱ. 고정자산	98,940,017,270		
1. 투자자산	42,059,404,675	자본	98,354,515,954
(1) 투자주식	40,591,984,675	Ⅰ. 자본금	57,612,958,497
(2) 기타투자자산	1,467,420,000	(1) 기본금	10,200,000,000
2. 유형자산	56,728,265,575	(2) 자본잉여금	50,799,322,343
(1)토지	43,544,284,912	(3) 자본조정	-3,386,363,846
(2)건물	9,934,636,482	Ⅱ. 이익잉여금	40,741,557,457
(3)구축물	421,342,684	(1) 장기이월잉여금	7,065,456,524
(4)기계장치	2,721,290,922	(2) 당기순이익	33,676,100,933
(5) 의료장비	30,179,363		
(6) 기타의유형자산	76,531,212		
3. 기타비유동자산	152,347,020		
(1)보증금	152,347,020		
자산총계	233,583,417,692	부채와 자본총계	233,583,417,692

자본 분석

자본금 확인
↓
이익잉여금 확인
↓
부채와 자본의 분석을 통해 재무적으로 불안함

- 자본 부분 분석
  - 자기자본금이 576억원 규모
  - 병원의 의료서비스 생산을 통해 벌어들인 이익잉여금이 총 407억원으로 합계가 984억원
  - 부채 총액이 1,352억원인데 비해 자기자본의 규모는 이에 훨씬 못 미치니 부채와 자본의 분석을 통해 재무적으로 불안하다는 평가를 내릴 수 있음

2. 실전 대차대조표 분석

2) 대차대조표 분석 사례

자산		부채	135,228,901,738
Ⅰ. 유동자산	134,643,400,422	Ⅰ. 유동부채	120,017,934,273
1. 당좌자산	59,618,589,655	(1) 매입채무	6,317,363,607
(1)현금 및 현금 등가물	4,502,007,286	(2) 단기 차입금	105,462,960,000
(2) 의료미수금	44,220,816,032	(3) 미지급금	5,000,000,000
대손충당금	-442,208,160	(4) 기타유동부채	3,237,610,666
	43,778,607,872	Ⅱ. 고정부채	15,210,967,465
(3) 기타당좌자산	11,337,974,497	(1) 장기차입금	9,265,392,000
2. 재고자산	75,024,810,767	(2) 퇴직급여충당금	4,940,000,000
(1) 약품	23,994,227,172	(3) 고유목적사업준비금	1,005,575,465
(2) 진료재료	3,590,550,390		
(3) 급식재료	18,625,906,197		
(4) 의료부대물품	28,814,127,008		
Ⅱ. 고정자산	98,940,017,270		
1.투자자산	42,059,404,675	자본	98,354,515,954
(1) 투자주식	40,591,984,675	Ⅰ. 자본금	57,612,958,497
(2) 기타투자자산	1,467,420,000	(1) 기본금	10,200,000,000
2. 유형자산	56,728,265,575	(2) 자본잉여금	50,799,322,343
(1)토지	43,544,284,912	(3) 자본조정	-3,386,363,846
(2)건물	9,934,636,482	Ⅱ. 이익잉여금	40,741,557,457
(3)구축물	421,342,684	(1) 장기이월잉여금	7,065,456,524
(4)기계장치	2,721,290,922	(2) 당기순이익	33,676,100,933
(5) 의료장비	30,179,363		
(6) 기타의유형자산	76,531,212		
3. 기타비유동자산	152,347,020		
(1)보증금	152,347,020		
자산총계	**233,583,417,692**	**부채와 자본총계**	**233,583,417,692**

재무상태 좋지 못 함

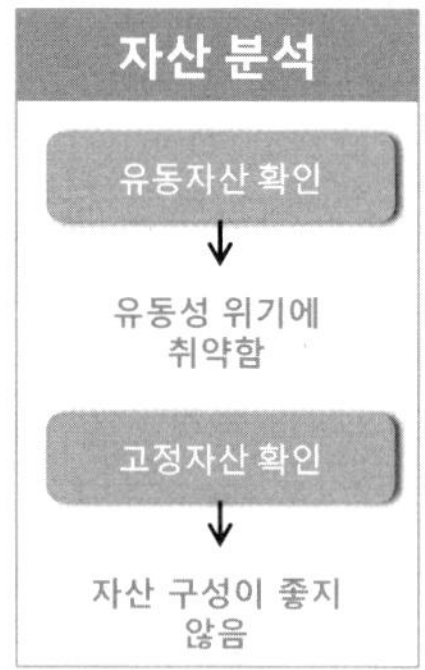

- 자산 부분 분석
- 유동자산의 총액이 1,346억원으로 유동부채 총액 1,200억원을 약간 상회
  - 이론적으로는 1년 이내에 현금화 가능한 자산으로 1년 이내에 돌아오는 부채를 갚을 수 있다는 의미
  - 유동자산: 현금과 같은 당좌자산 596억원 중 현금 및 현금성자산은 45억원에 불과하고 나머지 대부분은 의료미수금이 442억원을 차지
  - 의료미수금: 의료서비스는 제공하고 아직 받지 못한 돈이므로 수중에 들어 있는 현금보다는 받지 못할 위험성이 높음
  - 재고자산: 약품, 진료재료, 급식재료 등이기 때문에 판매 시 자산가치가 더 하락할 가능성이 높은 자산으로 제값을 못 받을 수도 있음
  - 병원이 유동성 위기에 취약할 것이라는 점을 짐작
- 고정자산: 좀 더 유동성이 있는 투자자산 대비 유동성이 낮은 유형자산이 전체의 50% 이상을 차지, 토지를 많이 소유
  - 본 병원의 자산의 구조: 집 팔기 쉽지 않고 땅값이 떨어지고 있는 시점에는 토지와 건물을 팔아서 유동부채나 고정부채를 갚고자 하여도 뜻대로 되지 않을 수 있다는 것을 예상해 볼 수 있음
  - 만일 실제 병원이 이러한 상황에 처하게 된다면 자칫 파산의 위기에 몰릴 수 있음
  - 자산 쪽도 구성이 별로 좋지 않다는 판단을 내려볼 수 있음
  - 대차대조표 분석 결론: 사례 병원의 재무상태는 좋지 못함

2. 실전 대차대조표 분석

2) 대차대조표 분석 사례

"사례의 병원은 어떻게 해야 할까요?"

자산		부채	135,228,901,738
I. 유동자산	134,643,400,422	I. 유동부채	120,017,934,273
1. 당좌자산	59,618,589,655	(1) 매입채무	6,317,363,607
(1)현금 및 현금 등가물	4,502,007,286	(2) 단기 차입금	105,462,960,000
(2) 의료미수금	44,220,816,032	(3) 미지급금	5,000,000,000
대손충당금	-442,208,160	(4) 기타유동부채	3,237,610,666
	43,778,607,872	II. 고정부채	15,210,967,465
(3) 기타당좌자산	11,337,974,497	(1) 장기차입금	9,265,392,000
2. 재고자산	75,024,810,767	(2) 퇴직급여충당금	4,940,000,000
(1) 약품	23,994,227,172	(3) 고유목적사업준비금	1,005,575,465
(2) 진료재료	3,590,550,390		
(3) 급식재료	18,625,906,197		
(4) 의료부대물품	28,814,127,008		
II. 고정자산	98,940,017,270		
1.투자자산	42,059,404,675	자본	98,354,515,954
(1) 투자주식	40,591,984,675	I. 자본금	57,612,958,497
(2) 기타투자자산	1,467,420,000	(1) 기본금	10,200,000,000
2. 유형자산	56,728,265,575	(2) 자본잉여금	50,799,322,343
(1)토지	43,544,284,912	(3) 자본조정	-3,386,363,846
(2)건물	9,934,636,482	II. 이익잉여금	40,741,557,457
(3)구축물	421,342,684	(1) 장기이월잉여금	7,065,456,524
(4)기계장치	2,721,290,922	(2) 당기순이익	33,676,100,933
(1)보증금	152,347,020		

대차대조표 분석은 특정 시점에서의 재무적 상태에 대한 정보 제공

미래의 Action Plan 수립과 의사결정 지원

- 대차대조표 분석 결과의 활용
- 특정 시점에서의 재무적 상태에 대한 정보를 제공해 주고
- 이를 근거로 하여 미래의 Action Plan 수립과 의사결정을 지원해 주기 때문에 중요

2. 실전 대차대조표 분석

2) 대차대조표 분석 사례

"사례의 병원은 어떻게 해야 할까요?"

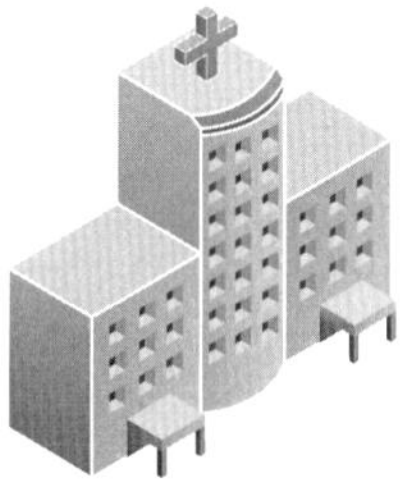

1 재무 구조를 바람직한 방향으로 재조정

- 병원의 전체를 구조조정
- 불필요한 일 부문은 없애고, 수익 창출에 기여하는 부문을 분석하여 선택과 집중의 전략 활용

- 사례의 병원이 취해야 할 대책 중 가장 중요한 것: 재무 구조를 바람직한 방향으로 재조정
  - 병원의 전체를 구조조정 하거나 불필요한 일 부문을 없앰
  - 수익 창출에 기여하는 부문을 분석하여 선택과 집중 전략 활용 가능

2. 실전 대차대조표 분석

2) 대차대조표 분석 사례

"사례의 병원은 어떻게 해야 할까요?"

2 간호에서는 조직 내에서의 역할에 따라 전략을 달리함

최고 간호관리자

- 병원의 재무구조 건전성을 확보할 수 있도록 병원 전체의 바람직한 구조조정에 대한 분석과 의견을 제시할 수 있어야 함
- 최근 병원의 핵심기능인 진료와 간호 부분을 강화하는 반면, 지원 부분 기능은 정보화나 외주화를 통해 관리비용을 절감하는 방안들이 실행되고 있음

  → 향후 급식, 청소, 세탁물관리 이외에도 직원 교육, 회계관리, 성과관리 등 경영관리의 다양한 기능들도 외주 또는 컨소시엄 구성 등을 통해 효율성 개선과 비용 절감의 목적을 달성하고자 하는 방안들이 모색될 것임

- 간호에서는 조직 내에서의 역할에 따라 전략을 달리함
- 최고 간호관리자 수준: 간호부원장, 간호본부장
  - 병원의 재무구조 건전성을 확보할 수 있도록 병원 전체의 바람직한 구조조정에 대한 분석과 의견을 제시
  - 최근의 경향으로는 병원의 핵심기능인 진료와 간호 부분을 강화하고 그 외의 지원 부분 기능은 정보화나 외주화를 통해 관리비용을 절감하는 방안들이 실행되고 있음
  - 현재도 병원에서 급식부분이나 청소, 세탁물관리 등 지엽적인 업무들을 위주로 외주를 하고 있으나 향후에는 이외에도 직원 교육, 회계관리, 성과관리 등 경영관리의 다양한 기능들도 외주 또는 컨소시엄 구성 등을 통해 효율성 개선과 비용 절감의 목적을 달성하고자 하는 방안들이 모색될 것으로 예상됨

2. 실전 대차대조표 분석

2) 대차대조표 분석 사례

"사례의 병원은 어떻게 해야 할까요?"

2 간호에서는 조직 내에서의 역할에 따라 전략을 달리함

병동 간호단위 관리자

- 간호부문의 생산성 향상 활동을 기획해야 함
- 병동 단위에서 관리되고 있는 재고자산의 효율적 운영과 관리 방안에 대한 보다 적극적인 검토를 수행함

공급망관리 (Supply Chain Management)

- ➢ 의료기기 업체의 전산망과 병원의 전산망을 직접 연결하여 필요한 약품 또는 진료재료를 바로 바로 공급받는 방식
- ➢ 구매, 물류와 같은 지원 부서의 비용을 절감하고 불필요한 재고를 보유 관리하는데 따른 비용 절감

- 병동 간호단위 관리자 수준: 수간호사, Unit Manager
  - 간호부문의 생산성 향상 활동을 기획, 최근 병원에서 효율성과 생산성을 강조하는 문화가 점차 강화
  - 병동 단위에서 관리되고 있는 재고자산의 효율적 운영과 관리 방안에 대한 보다 적극적인 검토가 이루어질 수 있음
- 국외 사례: 의료기기 업체의 전산망과 병원의 전산망을 직접 연결하여 필요한 약품 또는 진료재료를 바로 바로 공급받는 공급망관리 방식을 도입해 구매, 물류와 같은 지원 부서의 비용을 절감하고 불필요한 재고를 보유 관리하는데 따른 비용을 줄여 나가고 있음

2. 실전 대차대조표 분석

2) 대차대조표 분석 사례

"사례의 병원은 어떻게 해야 할까요?"

2 간호에서는 조직 내에서의 역할에 따라 전략을 달리함

팀 간호사

- 환자간호 업무의 표준화와 비부가가치 활동을 분석, 수정하는 직무분석 활동
- QI 활동을 통한 업무개선 활동

• 환자 일선의 팀 간호사 수준

– 환자간호 업무의 표준화와 비부가가치 활동을 분석, 수정하는 직무분석 활동과 QI 활동을 통한 업무개선 활동을 실행

2. 실전 대차대조표 분석

2) 대차대조표 분석 사례

여기서 잠깐! ***대차대조표 분석***

자산		부채	135,228,901,738
Ⅰ. 유동자산	134,643,400,422	Ⅰ. 유동부채	120,017,934,273
1. 당좌자산	59,618,589,655	(1) 매입채무	6,317,363,607
(1)현금 및 현금 등가물	4,502,007,286	(2) 단기 차입금	105,462,960,000
(2) 의료미수금	44,220,816,032	(3) 미지급금	5,000,000,000
대손충당금	-442,208,160	(4) 기타유동부채	3,237,610,666
	43,778,607,872	Ⅱ. 고정부채	15,210,967,465
(3) 기타당좌자산	11,337,974,497	(1) 장기차입금	9,265,392,000
2. 재고자산	75,024,810,767	(2) 퇴직급여충당금	4,940,000,000
(1) 약품	23,994,227,172	(3) 고유목적사업준비금	1,005,575,465
(2) 진료재료	3,590,550,390		
(3) 급식재료	18,625,906,197		
(4) 의료부대물품	28,814,127,008		
Ⅱ. 고정자산	98,940,017,270		
1. 투자자산	42,059,404,675	자본	98,354,515,954
(1) 투자주식	40,591,984,675	Ⅰ. 자본금	57,612,958,497
(2) 기타투자자산	1,467,420,000	(1) 기본금	10,200,000,000
2. 유형자산	56,728,265,575	(2) 자본잉여금	50,799,322,343
(1)토지	43,544,284,912	(3) 자본조정	-3,386,363,846
(2)건물	9,934,636,482	Ⅱ. 이익잉여금	40,741,557,457
(3)구축물	421,342,684	(1) 장기이월잉여금	7,065,456,524
(4)기계장치	2,721,290,922	(2) 당기순이익	33,676,100,933
(5) 의료장비	30,179,363		
(6) 기타의유형자산	76,531,212		
3. 기타비유동자산	152,347,020		
(1)보증금	152,347,020		
자산총계	233,583,417,692	부채와 자본총계	233,583,417,692

병원 운영이 어떻게 되고 있는지,
또 앞으로 어떤 일들이 이루어져야 하는지,
그 속에서 간호부문은 어떤 전략을 세워야 할지 등의
구체적인 안을 수립할 수 있음!

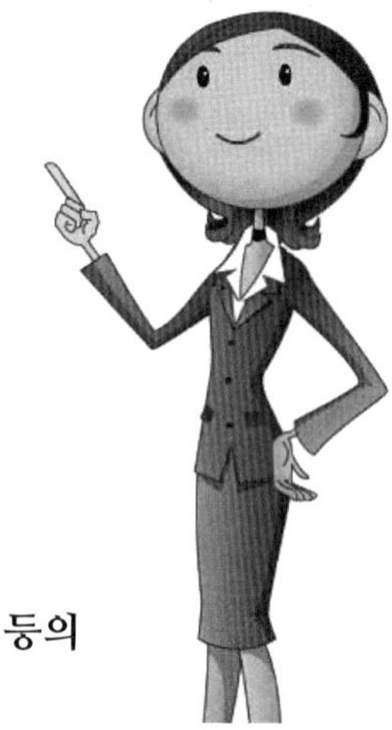

- 대차대조표 분석을 통해 병원 운영이 어떻게 되고 있는지, 또 앞으로 어떤 일들이 이루어져야 하는지, 그 속에서 간호부문은 어떤 전략을 세워야 할지 등의 구체적인 안을 수립할 수 있음
- 대차대조표가 판도라의 상자라 할지라도 열어봐야 그 안에서 병원 경영의 잘한 점과 못한 점, 위험한 점과 바람직한 점을 명확히 분석할 수 있고, 이에 따른 명확한 대안을 수립할 수 있음

정리하기

1. 대차대조표 해부

■ 재무상태
- 재무상태란 회사의 재산상태임
- 대차대조표에 나타난 자산, 부채, 자본의 구성항목으로 판단할 수 있음

■ 대차대조표 원리
- 대차대조표는 자금의 조달부분에 해당하는 부채와 자본, 그리고 자금의 사용에 해당하는 자산으로 구성됨

구성항목	구성내용	계정과목
자산	유동자산	1년 이내에 현금화가 가능한 자산들로 당좌자산, 재고자산
	고정자산	1년 이후에 현금화가 가능한 자산들로 투자자산, 유형자산, 무형자산
부채	유동부채	1년 이내에 갚아야 할 부채로 단기차입금 등
	고정부채	1년 이후에 갚아야 할 부채로 장기차입금 등
자본	기본금	법인기본금, 기타기본금
	자본잉여금	자본보존목적의 자본잉여금
	이익잉여금	차기이월잉여금 및 당기순이익

2. 실전 대차대조표 분석

■ 자금의 조달 분석 후 자금의 사용(자산) 분석
- 부채, 자본 분석 → 자산 분석

■ 유동성 분석 후 비유동성 분석
- 유동부채, 유동자산 분석 → 고정부채, 고정자산 분석

제4장

손익계산서 따라잡기

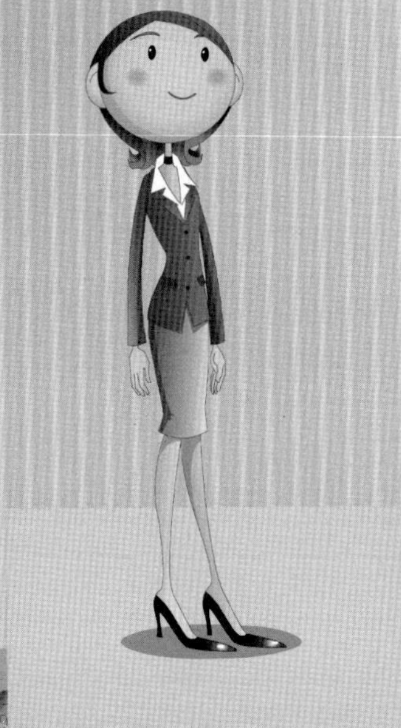

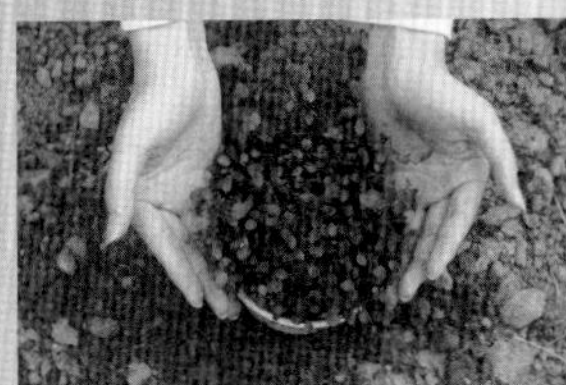

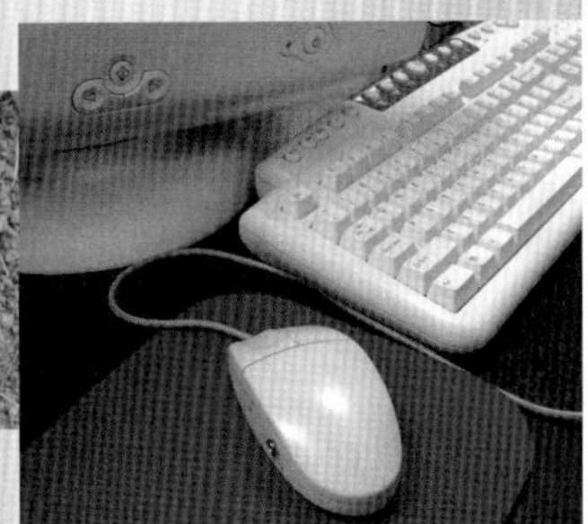

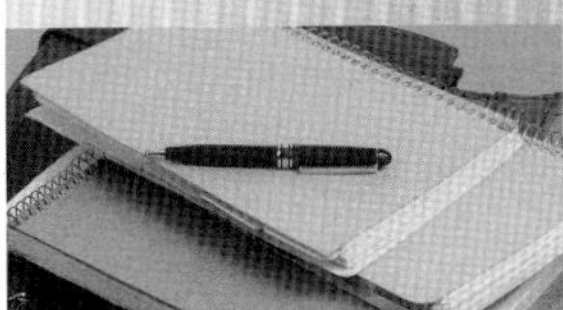

학습목표

1. 손익계산서의 개념을 설명할 수 있다.
2. 손익계산서의 구성을 설명할 수 있다.
3. 실제 손익계산서의 정보를 해석할 수 있다.

학습내용

1. 손익계산서 해부
2. 실전! 손익계산서 분석

1. 손익계산서 해부

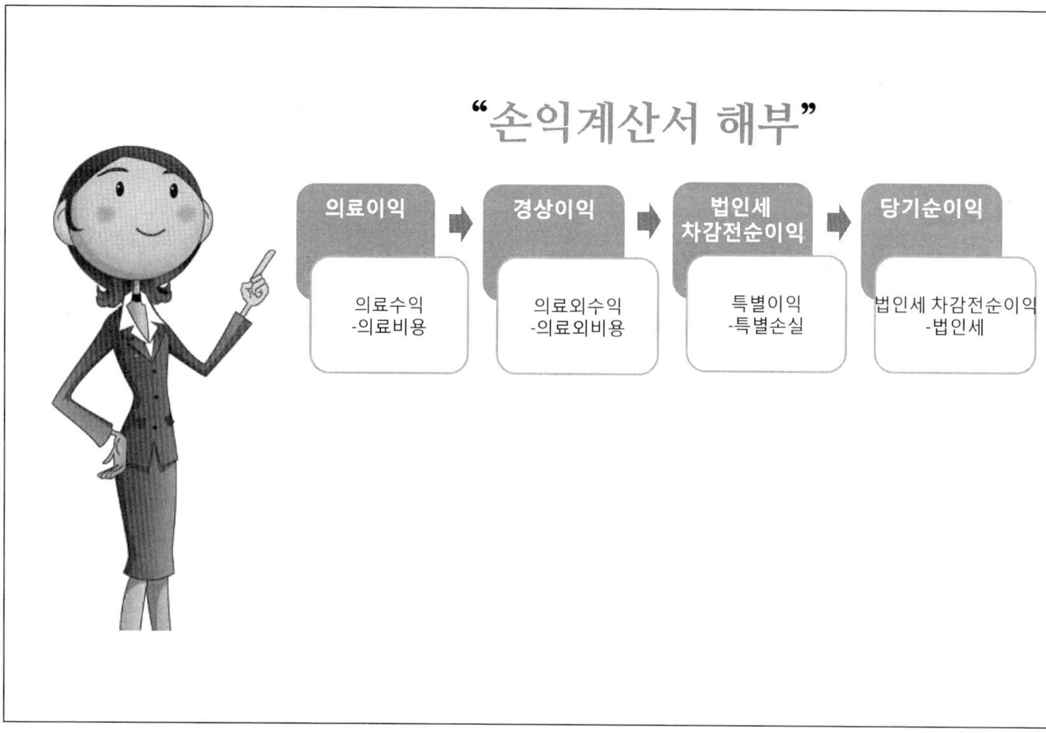

- 손익계산서: 1년의 회계단위 기간 동안의 이루어진 병원의 경영활동 성과를 의료이익, 경상이익, 법인세차감전순이익, 그리고 당기순이익으로 구분하여 요약해주는 재무제표의 일종

1. 손익계산서 해부

1) 손익계산서란?

손익계산서		대차대조표
1년 기간 동안의 경영성과를 보여주는 재무요약표	Vs.	일정 시점에서의 조직의 재무적 상태를 보여주는 재무요약표

얼마나 많은 매출을 올렸는지 얼마의 이익을 창출했는지 등 얼마나 경영을 잘 했는가를 나타냄

작년 12월 31일 작성된 대차대조표 ↔ 비교 ↔ 올해 12월 31일 작성된 대차대조표

→부채 및 자본 증감 여부 등의 변화와 자산의 구성에 대해서는 확인이 가능함

→하지만! 왜 부채가 감소했는지 또는 어떻게 자본이 증가했는지에 대한 원인을 파악할 수는 없음

병원의 재무상태에 "왜, 어떻게 이런 변화가 발생했는가"를 설명해 주기 위한 재무제표 "=" 손익계산서

- 손익계산서: 병원의 1년 기간 동안의 경영성과를 보여주는 재무요약표
- 대차대조표: 일정 시점에서의 조직의 재무적 상태를 나타내기 때문에 시점 간의 비교는 가능, 그러나 어떻게 그러한 변화가 생겨난 것인지에 대해서는 설명해 주지 못함
  - 작년 12월 31일 날 작성된 대차대조표와 올해 12월 31일 날 작성된 대차대조표를 비교해 봄으로써 부채가 감소했는지 또는 자본이 증가했는지 등의 변화와 이를 어떻게 운영하고 있는 가 하는 자산의 구성에 대해서는 확인을 할 수 있음
  - 하지만, 왜 부채가 감소했는지 또는 어떻게 자본이 증가했는지에 대한 원인을 파악할 수는 없음
- 병원의 재무상태에 "왜, 어떻게 "이런 변화가 발생했는지를 설명해 주기 위한 재무제표가 손익계산서임

1. 손익계산서 해부

1) 손익계산서란?

대차대조표		손익계산서
일정 시점**에서의 조직의 재무적 상태를 보여주는 재무요약표**	**VS**	전기 대차대조표에서 차기 대차대조표 작성까지의 기간 **동안 조직의 재무적 활동의 과정을 보여주는 과정표**
예 환자의 특정 시점에서의 상태를 보여주는 x-ray 사진		예 환자에게 제공한 간호서비스를 기록해두는 간호기록지

- 대차대조표: 일정 시점에서의 조직의 재무적 상태를 보여주는 것

  예 대차대조표: 환자의 특정 시점에서의 상태를 보여주는 x-ray 사진에 해당

- 손익계산서: 전기 대차대조표에서 차기 대차대조표 작성까지의 기간 동안 조직의 재무적 활동의 과정을 보여주는 과정표

  예 손익계산서: 환자의 어제 x-ray와 오늘 x-ray 상의 상태 호전이 있었다면 이러한 변화가 어떤 간호서비스를 제공했기 때문인지를 알기 위해 살펴보는 간호기록지에 해당

1. 손익계산서 해부

2) 손익계산서의 구조

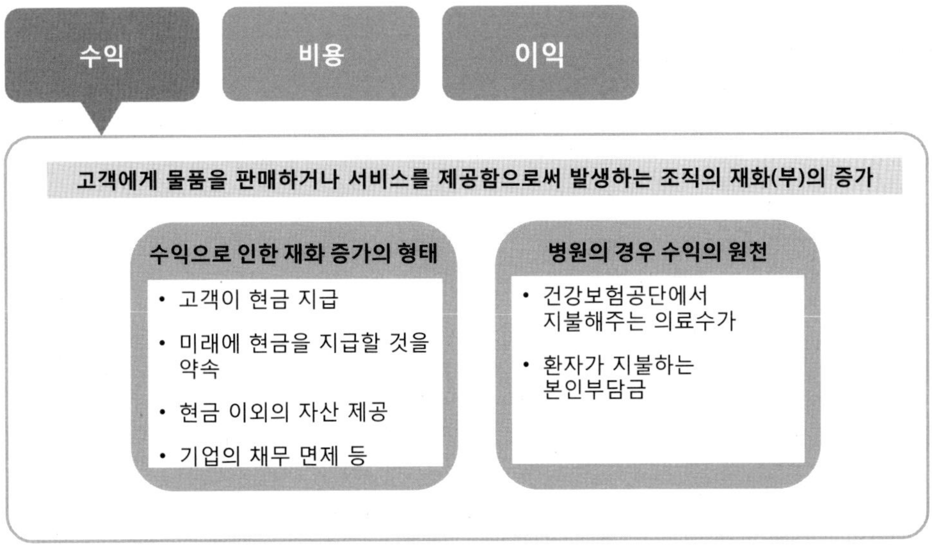

- 손익계산서의 구조: 수익, 비용, 이익
- 수익: 고객에게 물품을 판매하거나 서비스를 제공함으로써 발생하는 조직의 재화 (부)의 증가
  - 수익으로 인한 재화 증가의 일차적인 형태는 고객이 현금을 지급하거나 미래에 현금을 지급할 것을 약속하거나 또는 드물게 현금 이외의 자산을 제공하거나, 기업의 채무를 면제해 주는 것 등
  - 병원이라면 주로 건강보험공단에서 지불해주는 의료수가와 환자가 지불하는 본인부담금이 수익

1. 손익계산서 해부

2) 손익계산서의 구조

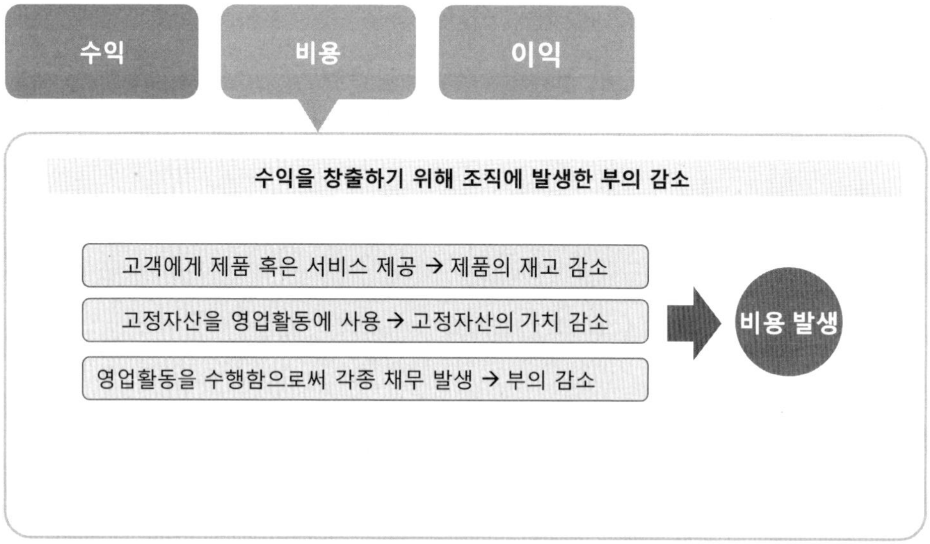

- 비용: 수익을 창출하기 위해 조직에 발생한 부의 감소
- 수익을 창출하기 위해서 조직은 고객에게 제품 혹은 서비스를 제공해야 하므로 제품의 재고가 감소
- 고정자산을 영업활동에 사용하므로 그 가치가 감소
- 영업활동을 수행함으로써 각종 채무가 발생하게 되어 부의 감소
- 이러한 이유로 비용이 발생함

1. 손익계산서 해부

2) 손익계산서의 구조

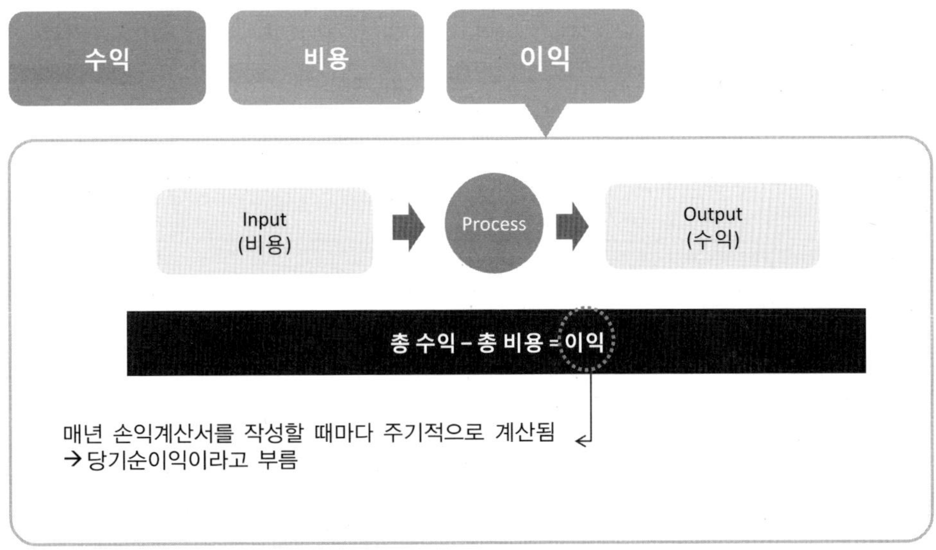

- Input, process, output의 관계에서 output이 수익이라면 이러한 수익을 발생하기 위해 소비한 input이 비용
- 모든 조직은 비용 총액보다 많은 수익을 창출하기 위해 노력하고 있음
- 총 수익에서 총 비용을 뺀 차이금액이 이익이 됨
- 이익: 매년 손익계산서를 작성할 때마다 주기적으로 계산
  – 당기순이익: 그 해의 달성한 이익

1. 손익계산서 해부

2) 손익계산서의 구조

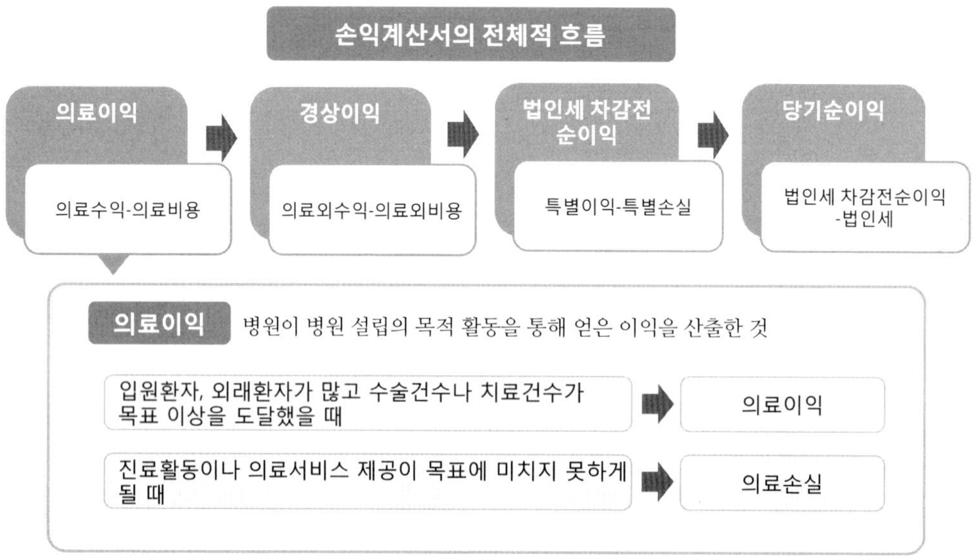

- 손익계산서: 1년의 회계단위 기간 동안의 이루어진 조직의 경영활동 성과를 4단계로 구분하여 요약
- 총 의료수익 − 총 의료비용 = 의료이익 산출
  - 의료이익: 병원이 병원 설립의 목적 활동 즉 의료활동을 통해 얻은 이익을 산출한 것
  - 의료이익이 크다는 것: 병원이 진료활동이나 간호서비스를 잘 하고 있다는 것
  - 입원환자, 외래환자가 많고 수술건수나 치료건수가 목표 이상을 도달했을 때 의료이익이 산출
  - 진료활동이나 의료서비스 제공이 목표에 미치지 못하게 되면 의료손실이 발생

1. 손익계산서 해부

2) 손익계산서의 구조

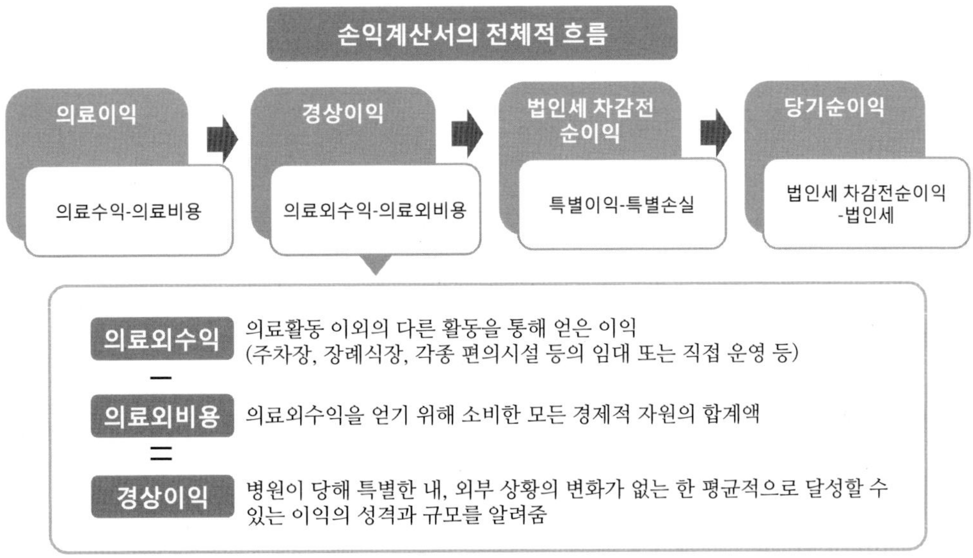

- 의료이익 + 의료외수익 − 의료외비용 = 경상이익
  - 의료외수익: 의료활동 이외의 다른 활동을 통해 얻은 이익, 대형병원일수록 주차장, 장례식장, 각종 편의시설 등의 임대 또는 직접 운영을 통해 의료외수익을 내고 있음
  - 의료외비용: 의료외수익을 얻기 위해 소비한 모든 경제적 자원의 합계액
- 의료외수익과 의료외비용을 가감산하여 구한 이익: 병원이 당해 특별한 내, 외부 상황의 변화가 없는 한 평균적으로 달성할 수 있는 이익의 성격과 규모를 알려준다고 하여 이를 경상이익이라고 함

1. 손익계산서 해부

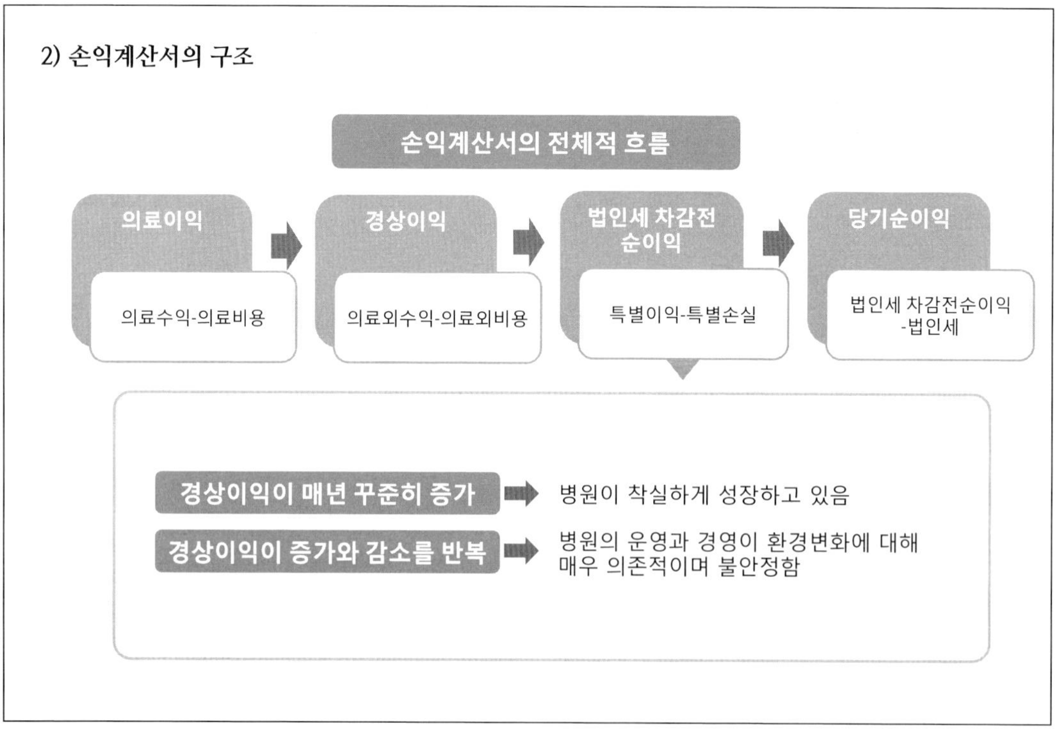

- 경상이익이 매년 꾸준히 증가: 병원이 착실하게 성장하고 있음을 의미
- 반대로 증가와 감소를 반복: 병원의 운영과 경영이 환경변화에 대해 매우 의존적이며 불안정함을 의미

1. 손익계산서 해부

2) 손익계산서의 구조

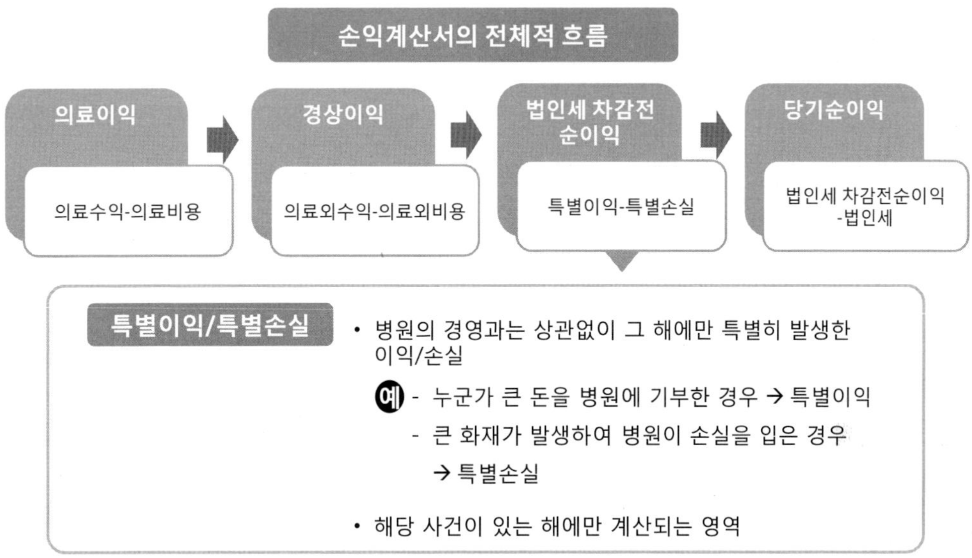

- 경상이익 + 특별이익 − 특별손실 = 법인세 차감전순이익

 – 특별이익과 특별손실: 병원의 경영과는 상관없이 그 해에만 특별히 발생한 이익과 손실

예 누군가 큰 돈을 병원이 기부하였다면 이는 그 해의 특별이익
큰 화재가 발생하여 병원이 손실을 입었다면 이는 특별손실

 – 특별이익과 특별손실은 매해 발생하지는 않고 해당 사건이 있는 해에만 계산되는 영역

1. 손익계산서 해부

2) 손익계산서의 구조

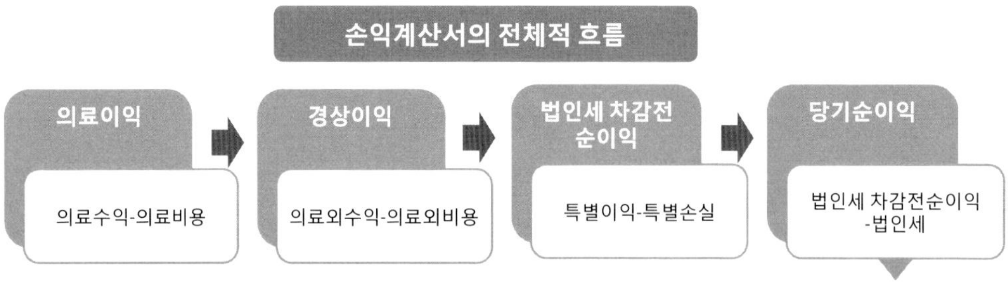

당기순이익

- 병원이 1년 간의 영업활동을 통해 최종적으로 달성한 이익금으로 병원이 순수하게 벌어들인 돈
- 다음 해 병원을 계속 유지 운영해 나가기 위한 자금이 되기도 함
- 장기적으로 제2병원 건립과 같은 투자를 위한 원천이 되기도 함

- 법인세 차감전순이익 – 법인세 = 당기순이익
  - 병원이 1년 간의 영업활동을 통해 최종적으로 달성한 이익금, 병원이 순수하게 벌어들인 돈
  - 다음 해 병원을 계속 유지 운영해 나가기 위한 자금 또는 장기적으로 제2병원 건립과 같은 투자를 위한 원천

1. 손익계산서 해부

2) 손익계산서의 구조

대차대조표와 손익계산서의 관계

(단위: 천원)

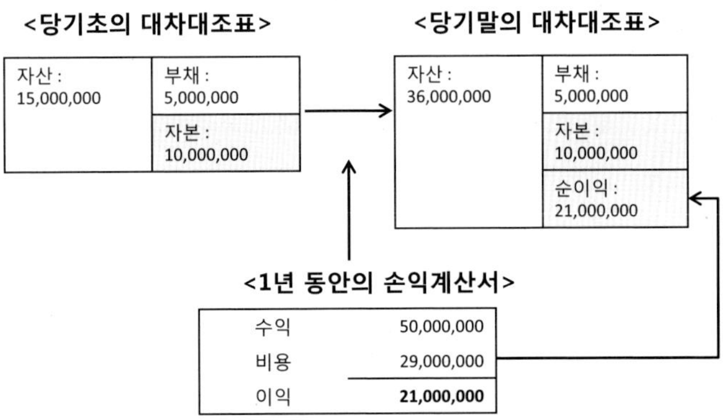

- 대차대조표와 손익계산서의 관계
- 손익계산서 마지막 단계에서 산출되는 당기순이익은 당 해의 기초대차대조표의 자본의 이익잉여금 항목에 더해져 기말대차대조표를 완성

예 사례 병원의 당기초 자산 총액은 150억원 규모

부채가 50억원, 자본이 100억원으로 구성되어 재무적으로는 비교적 안정적인 상태로 출발

1년간 병원의 의료활동을 수행한 결과 수익금 500억원을 달성, 이를 위해 소비한 자원인 비용은 290억원으로 그 차액인 당기순이익금이 210억원 발생

즉, 290억원을 들여 500억원을 벌어들였고 순수하게 이익으로 210억원을 남김

210억원은 당기말 대차대조표 작성 시 당기초 자본 100억원에 더해져 당기말 자본은 총 310억원이 됨

당기초 자산규모 150억원에서 1년 만에 자산규모가 360억원으로 2배 넘게 성장

원인: 병원 경영을 잘 하여 얻은 210억원의 당기순이익

1. 손익계산서 해부

2) 손익계산서의 구조

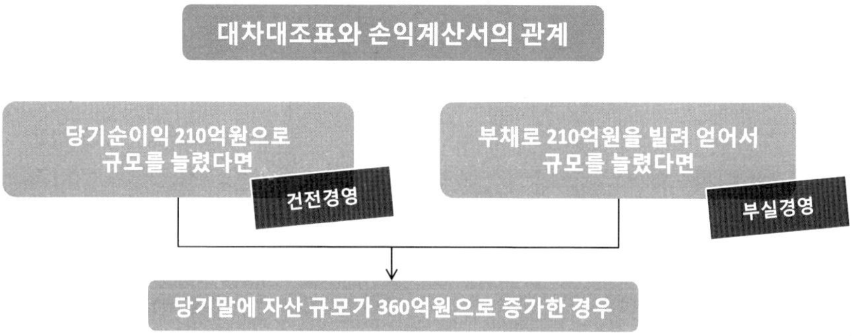

대차대조표와 손익계산서는 병원의 현재 재무상태와 현재의 재무상태에 도달하게 된 원인과 방법을 설명해 주는 씨줄과 날줄 역할을 함

- 같은 사례에서 당기말에 자산 규모가 360억원으로 증가했다 하더라도 그 방법이 부채를 늘려서, 즉 은행으로부터 210억원을 빌려 얻어서 규모를 늘린 것이라면 대차대조표 상에 보여지는 자산 총액은 같다 하더라도 그 내용은 정 반대가 됨
- 당기순이익으로 규모를 늘렸다면 건전경영, 부채로 규모를 늘렸다면 부실경영
- 대차대조표와 손익계산서는 톱니바퀴의 톱니처럼 서로 맞물려 있으면서 병원의 현재 재무상태와 현재의 재무상태에 도달하게 된 원인과 방법을 설명해 주는 씨줄과 날줄 역할

1. 손익계산서 해부

2) 손익계산서의 구조

의료기관의 비교식 손익계산서 예

손익계산서
0000년 00월 00일부터 000년 00월 00일까지
기관명 : 000병원

과목	제28(당)기	제27(전)기
	금액	금액
Ⅰ. 의료수익계 1. 입원수익 2. 외래수익 3. 기타의료수익		
Ⅱ. 의료비용계 (1) 인건비계 (2) 재료비계 (3) 관리비계		
Ⅲ. 의료손익		
Ⅳ. 의료외수익계 (1) 의료부대수익 (2) 이작수익		
Ⅴ. 의료외비용계 1. 의료부대비용 2. 이자비용		
Ⅵ. 경상손익		
Ⅶ. 특별이익 (1) 자산수증이익 (2) 채무면제이익		
Ⅷ. 특별손실 (1) 재해손실		
Ⅸ. 법인세 차감전순이익		
Ⅹ. 법인세비용		

비용 지출 측면에서 증가한 요소와 감소한 요소가 무엇인지를 파악하여 병원의 내부 운영 전략 수립의 근거로 활용함

당기와 전기 수익을 비교해보게 하여 올해의 경영 실적이 어느 부분에서 어떻게 발생했는가를 한눈에 파악할 수 있도록 함

- 손익계산서 예
- 비교식 손익계산서: 당기, 즉 올해의 손익계산서 내용과 전기, 즉 전 해의 손익계산서 내용을 비교할 수 있도록 구성
  - 의료수익이 증가했다면 전 해 대비 입원수익이 증가한 것인지 외래수익이 증가한 것인지를 바로 바로 비교해 볼 수 있게 함
  - 올해의 경영 실적이 어느 부분에서 어떻게 발생 했는가를 한눈에 파악할 수 있게 해 줌
- 의료비용: 원가의 3요소인 인건비, 재료비, 관리비로 구성
  - 각각의 항목을 살펴봄으로써 비용 지출 측면에서 증가한 요소와 감소한 요소가 무엇인지를 파악
  - 병원의 내부 운영 전략 수립의 근거로 활용
- 의료외수익과 의료외비용을 계산하여 가감한 후 경상손익, 법인세차감전순이익, 당기순이익 순서로 파악함

1. 손익계산서 해부

3) 손익계산서 계정파악

의료수익

의료수익
- 입원수익
  - 입원 환자 진료에 따른 제반 의료수익
- 외래수익
  - 외래환자 진료에 따른 제반 의료수익
- 기타의료수익
  - 입원수익과 외래수익 이외에 건강진단, 수탁검사, 제증명료 등 의료와 관련한 활동을 통해 발생한 의료수익

- 의료수익 중 주요과목: 입원수익, 외래수익, 기타의료수익
  - 입원수익: 입원 환자 진료에 따른 제반 의료수익
  - 외래수익: 외래환자 진료에 따른 제반 의료수익
  - 기타의료수익: 입원수익과 외래수익 이외에 건강진단, 수탁검사, 제증명료 등 의료와 관련한 활동을 통해 발생한 의료수익

1. 손익계산서 해부

3) 손익계산서 계정파악

의료비용

- **의료비용**
  - 인건비
    - 의사, 간호사, 약사, 의료기사, 영양사, 사무직, 기술직 등의 급여와 제수당, 퇴직급여
  - 재료비
    - 약품비, 진료재료비, 급식재료 및 급식용구 구입비
    - 재료비에 포함여부는 환자의 진료를 위하여 실제로 소모되었는가를 기준으로 판단

    "병원 직원 등을 위한 급식에 소모된 비용도 포함"
  - 관리비
    - 직원의 복리후생비, 여비교통비, 교육훈련비, 행사비, 소모품비, 연구비, 통신비, 제세공과금, 보험료, 전기수도료, 감가상각비, 대손상각비 등

- 의료비용 중 주요과목: 인건비, 재료비, 관리비
  - 인건비: 의사, 간호사, 약사, 의료기사, 영양사, 사무직, 기술직 등의 급여와 제수당, 퇴직급여가 포함
  - 재료비: 약품비, 진료재료비, 급식재료비가 포함

    재료비 포함여부는 환자의 진료를 위하여 실제로 소모되었는가를 기준으로 판단

    환자의 진료를 위하여 실제로 소모된 약품비와 진료재료비 그리고 급식재료 및 급식용구 구입비가 이에 포함

    의료기관회계기준에서는 급식재료비에 병원 직원 등을 위한 급식에 소모된 비용도 포함하도록 하고 있음
  - 관리비: 직원의 복리후생비, 여비교통비, 교육훈련비, 행사비, 소모품비, 연구비, 통신비, 제세공과금, 보험료, 전기수도료, 감가상각비, 대손상각비 등이 모두 포함, 의료비용 중 인건비나 재료비로 구분되지 않는 나머지 제 비용을 관리비에 포함

1. 손익계산서 해부

3) 손익계산서 계정파악

의료비용

감가상각비	대손상각비
건물, 기계장치, 의료장비, 비품 등을 사용함에 따른 감모손실분을 비용으로 계산한 것	의료미수금 등의 채권에 대한 대손충당금이나 불량채권의 대손처리비용

- 자동차를 사서 5년간 탈 수 있다고 계획하고 자동차 구입 금액을 5년 동안 매년 일정 금액씩 분산하여 배분하는 것
- 병원에서 쓰고 있는 의료장비 등에 대하여 매년 그 가치를 금액으로 환산하고자 할 때 적절한 기대금액으로 계산한 금액

- 건강보험공단에서 청구금액을 삭감하거나 또는 환자가 지불할 능력이 없을 때 수익 중 일부를 받지 못할 수 있다는 위험에 대비하여 일정 금액을 미리 떼어 두는 것

- 감가상각비: 건물, 기계장치, 의료장비, 비품 등을 사용함에 따른 감모손실분을 비용으로 계산한 것
  - 자동차를 사서 5년간 탈 수 있다고 계획하고 자동차 구입 금액을 5년 동안 매년 일정 금액씩 분산하여 배분하는 것
  - 병원에서 쓰고 있는 의료장비 등에 대하여 매년 그 가치를 금액으로 환산하고자 할 때 적절한 기대금액으로 계산한 금액
- 대손상각비: 의료미수금 등의 채권에 대한 대손충당금이나 불량채권의 대손처리비용
  - 병원에서 아무리 열심히 진료를 해도 건강보험공단에서 청구금액을 삭감하거나 또는 환자가 지불할 능력이 없을 때, 수익 중 일부를 받지 못할 수 있다는 위험에 대비하여 일정 금액을 미리 떼어 두는 것

1. 손익계산서 해부

3) 손익계산서 계정파악

의료외수익 및 의료외비용

- **의료외수익**
  - 의료부대수익
    - 의료사업 이외의 영안실, 매점, 슈퍼마켓 등의 부대 사업을 직영하여 발생한 수익
  - 이자수익
    - 예금, 국공체 등

- **의료외비용**
  - 의료부대비용
    - 의료사업 이외의 영안실, 매점, 슈퍼마켓 등의 부대 사업을 직영하여 발생한 비용
  - 이자비용
    - 은행으로부터의 장단기 차입금에 대하여 지급한 이자
  - 고유목적사업준비금
    - 법인의 고유목적사업을 위하여 준비금을 설정한 것
    - 법인의 고유목적사업에는 연구용 진료, 건물증축, 의료장비구입, 대학운영 등이 포함

- 의료외수익: 의료부대수익, 이자수익
  - 의료부대수익: 병원이 주된 의료사업 이외의 영안실, 매점, 슈퍼마켓 등의 부대 사업을 직영하여 발생한 수익
  - 이자수익: 예금이나 국공채 등의 이자 수익
- 의료외비용: 의료부대비용, 이자비용, 고유목적사업준비금
  - 의료부대비용: 병원이 주된 의료사업 이외의 영안실, 매점, 슈퍼마켓 등의 부대 사업을 직영하여 발생한 비용
  - 이자비용: 은행으로부터의 장단기 차입금에 대하여 지급한 이자
  - 고유목적사업준비금: 병원과 같이 비영리조직에 해당하는 것으로 법인의 고유목적사업을 위하여 준비금을 설정한 것
    법인의 고유목적사업에는 연구용 진료, 건물증축, 의료장비구입, 대학운영 등이 포함

1. 손익계산서 해부

3) 손익계산서 계정파악

특별이익, 특별손실 및 법인세 비용

- **특별이익**
  - 자산수증이익
    - 의료장비 등의 재산을 무상으로 증여 받은 경우 증여자산의 가액을 계산한 것
  - 채무면제이익
    - 채권자로부터 채무액을 변제 받은 경우 그 해당 금액
    - 예
      - 은행에서 빌린 돈의 일부를 면제해 주는 경우
      - 일반 기업의 경우 법정관리 및 부실, 도산의 우려가 있을 경우 고육지책으로 채무액을 감면해 주는 경우
- **특별손실**
  - 재해손실
    - 화재, 도난 등 우발적인 사고 또는 재해로 인해 발생한 손실을 계산한 것
- **법인세비용**
  - 법인세
    - 법인세법 등에 의거 당기 과세소득에 대해 부담해야 할 법인세 금액

- 특별이익: 자산수증이익, 채무면제이익
  - 자산수증이익: 의료장비 등의 재산을 무상으로 증여 받은 경우 증여자산의 가액을 계산한 것
  - 채무면제이익: 채권자로부터 채무액을 변제 받은 경우 그 해당 금액

예 은행으로부터 돈을 빌렸는데 은행에서 빌린 돈의 일부를 면제해 주는 경우 채무면제이익이 발생
일반 기업의 경우 법정관리에 들어가거나 부실, 도산의 우려가 있을 경우 고육지책으로 채무액을 감면해 주는 경우

- 특별손실: 재해손실
  - 화재, 도난 등 우발적인 사고 또는 재해로 인해 발생한 손실을 계산한 것
- 법인세비용: 법인세법 등에 의거 당기 과세소득에 대해 부담해야 할 법인세 금액

1. 손익계산서 해부

3) 손익계산서 계정파악

당기순이익

당기순이익 모든 비용과 이익을 순서에 따라서 계산하고 남은 금액

당기순이익을 계산함으로써 손익계산서 완성

- 당기순이익: 모든 비용과 이익을 순서에 따라서 계산하고 남은 금액
- 당기순이익을 계산함으로써 손익계산서가 완성됨

1. 손익계산서 해부

4) 손익계산서 활용

"손익계산서를 제대로 분석하면 무엇을 알 수 있을까?"

1. 병원의 매출 규모는 얼마나 되는가?
2. 비용은 얼마를 지출했는가?
3. 의료서비스 이외의 다른 방법으로 달성한 수익과 이에 소비한 비용이 각각 얼마인가?

- 손익계산서 분석을 통해 알 수 있는 것
  - 의료수익 금액을 통해서 1년간 병원이 의료서비스를 얼마나 판매했는지 병원의 매출 규모를 파악할 수 있음
  - 의료비용을 통해 의료수익을 얻기 위해 소비한 자원의 규모와 내용을 파악할 수 있음
  - 그 외에도 의료외 이익과 비용을 통해 의료서비스 이외의 다른 방법으로 달성한 수익과 이에 소비한 비용이 각각 얼마인지 그 내용과 실적을 분석할 수 있음

1. 손익계산서 해부

4) 손익계산서 활용

손익계산서 **병원의 당기 경영활동에 대한 성과를 측정하여 요약한 재무제표**

1. 병원의 수익력 판단의 기초 자료
2. 당기순이익을 비교함으로써 미래의 순이익 흐름 예측
3. 경영분석의 주요 자료로서 수익성 지표 분석을 통해 병원의 수익 창출 구조 파악
→ 다음 해의 병원 운영의 전략과 방향 수립
4. 경영자의 경영 능력 및 경영 업적을 평가하는 중요한 잣대

- 손익계산서의 활용
- 손익계산서: 병원의 당기 경영활동에 대한 성과를 측정하여 요약한 재무제표
  - 병원의 수익력을 판단하는데 기초 자료
  - 당기순이익을 비교함으로써 미래의 순이익 흐름을 예측가능
  - 경영분석의 주요 자료로서 수익성 지표 분석을 통해 병원의 수익 창출 구조를 파악하여 다음 해에 좀 더 나은 실적을 만들기 위한 병원 운영의 전략과 방향을 수립하는데 사용
  - 경영자의 경영 능력 및 경영 업적을 평가하는 중요한 잣대

1. 손익계산서 해부

4) 손익계산서 활용

여기서 잠깐! *손익계산서의 활용*

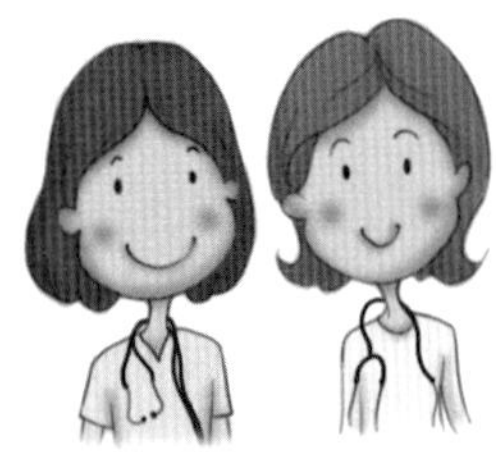

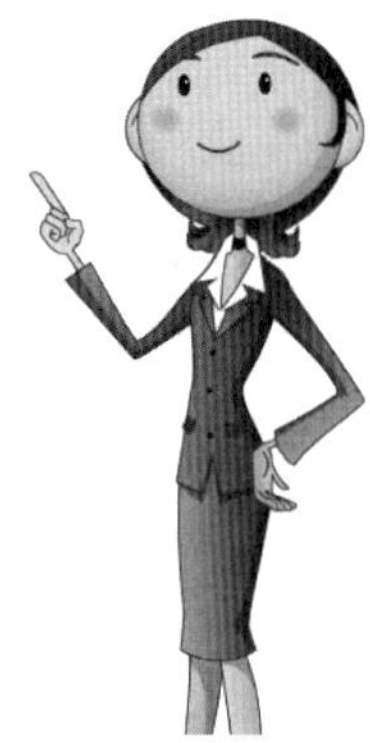

구성원인 간호사의 관점에서도 자신이 1년간 수행한 활동들의 총 집합체가 나타낸 성과가 무엇인지를 파악하는 것이 필요함

- 간호사 관점에서의 손익계산서의 활용
- 병원의 구성원인 간호사의 관점에서도 1년간 열심히 병원생활을 하면서 조직이 원하는 목표달성을 위한 많은 조직활동을 수행하였으므로 그러한 활동들의 총 집합체가 나타낸 성과가 무엇인지를 파악하는 것이 필요함

1. 손익계산서 해부

4) 손익계산서 활용

여기서 잠깐! *손익계산서의 활용*

간호관리자
- 수익관련 지표를 분석하면서 병동과 외래, 특수부서 등의 수익성이 어떻게 변동되고 있는지 확인
- 결과가 나타난 원인을 분석하여 차기 년도의 간호단위 부서 운영을 위한 전략과 방향 수립

팀 간호사
- 팀간호사의 활동이 모여 병원 전체의 생산성, 효과성, 효율성을 결정하는데 기여
  → 궁극적으로 병원의 수익 목표 달성으로 이어짐

팀 간호사의 수익 마인드 ➡ 간호 수행 시 보다 효과적이고 효율적으로 간호서비스 제공의 목적을 달성할 수 있는 방안을 끊임없이 모색하는 원동력이 됨

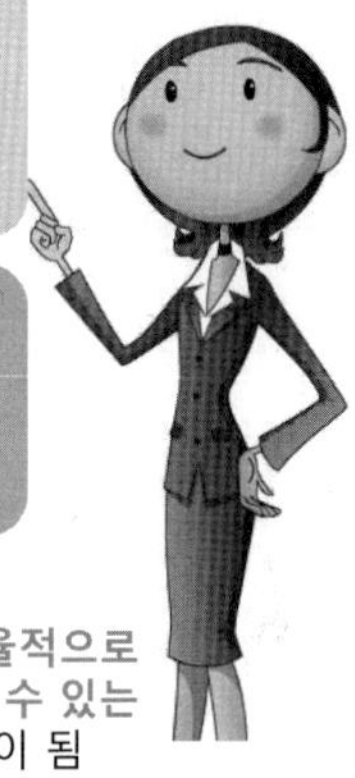

- 간호관리자
  - 수익관련 지표를 분석하면서 병동과 외래, 특수부서 등의 수익성이 어떻게 변동되고 있는지를 확인
  - 결과가 나타난 원인을 분석하여 다음 차기 년도의 간호단위 부서 운영을 위한 전략과 방향을 설정
- 팀 간호사
  - 팀 간호사는 실제 임상 현장에서 간호실무를 수행하기 때문에 팀간호사의 활동 하나 하나가 모여 결과적으로 병원 전체의 생산성, 효과성, 효율성을 결정하는데 기여하고 이는 궁극적으로 병원의 수익 목표 달성으로 이어짐
  - 팀 간호사가 이와 같은 수익 마인드를 가진다는 것은 병동에서 외래에서 그리고 수술실 등 병원의 어느 부서에서든 간호를 수행함에 있어서 보다 효과적이고 효율적으로 간호서비스 제공의 목적을 달성할 수 있는 방안을 끊임없이 모색하는 원동력을 가진다는 것을 의미함

2. 실전! 손익계산서 분석

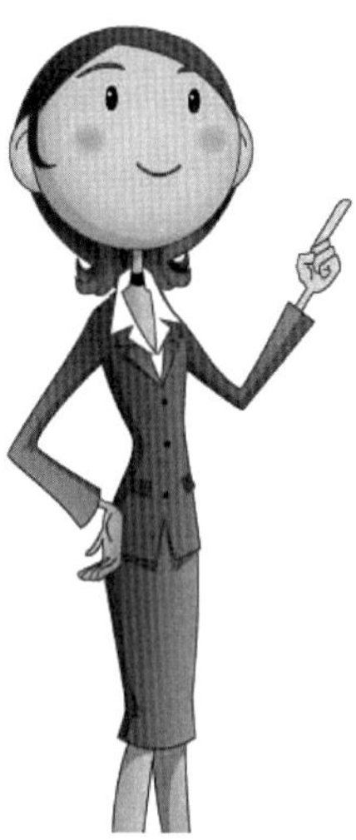

"손익계산서 분석"

손익계산서 사례

과목	발생금액	합계금액
Ⅰ. 의료수익		18,027,818,517
1. 입원수익	10,925,749,091	
2. 외래수익	6,084,075,966	
3. 공중위생수입	766,654,860	
4. 기타 의료수익	251,338,600	
Ⅱ. 의료비용		17,914,289,282
1. 인건비		9,552,070,009
급여	9,036,861,590	
퇴직급여	515,208,419	
2. 재료비		4,264,787,982
약품비	1,859,410,010	
진료재료비	1,998,854,296	
급식재료비	406,523,676	
3. 관리운영비		4,097,431,291
복리후생비	653,306,360	
통신비	39,579,090	
수도광열비	422,755,520	
세금 및 공과금	100,905,900	
수선비	97,742,840	
보험료	68,877,234	
기타	2,714,264,347	
Ⅲ. 의료손익		113,529,235
Ⅳ. 의료외수익		327,661,551
1. 이자수익	41,840,232	
2. 임대료수익	120,240,000	
3. 기타	165,581,319	
Ⅴ. 의료외비용		334,890,096
1. 이자비용	256,573,559	
2. 기부금	100,000	
3. 기타	78,216,537	
Ⅵ. 경상손익		106,300,690
Ⅶ. 특별이익		0
Ⅷ. 특별손실		0
Ⅸ. 법인세 차감전순이익		106,300,690
Ⅹ. 법인세비용		54,383,926
Ⅺ. 당기순이익		51,916,764

- 손익계산서 사례
- 실제 병원의 손익계산서를 이용해 손익계산서 분석 방법을 학습하도록 함

2. 실전! 손익계산서 분석

1) 손익계산서 분석 방법

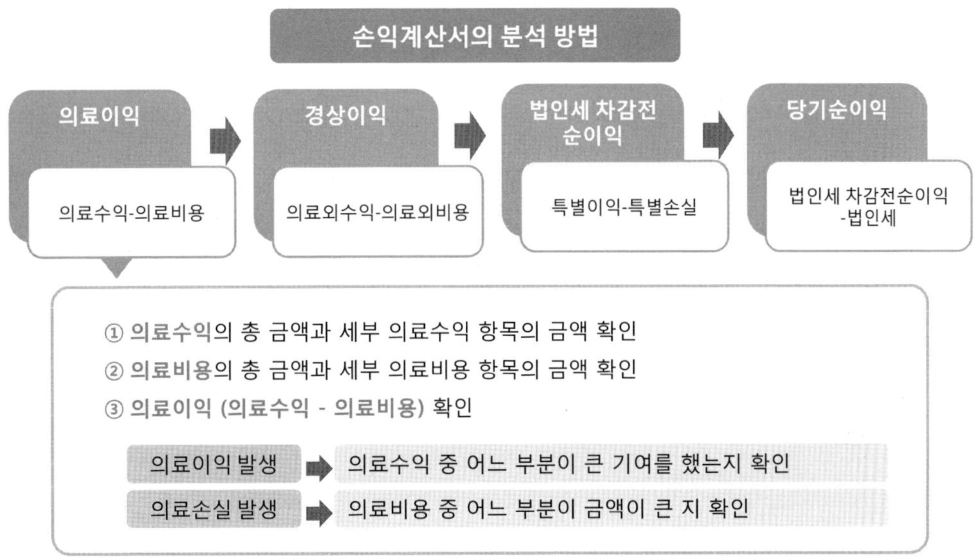

- 의료이익 분석
- 손익계산서 분석: 손익계산서의 흐름을 따라서 진행
  - 첫 번째로 의료수익의 총 금액과 세부 의료수익 항목의 금액을 확인
  - 다음 의료비용의 총 금액과 세부 의료비용 항목의 금액을 확인
  - 의료수익에서 의료비용을 뺀 잔액인 의료이익금액을 확인
  - 의료이익이 발생했다면 의료수익 중 어느 부분이 큰 기여를 했는지를 살펴보고 의료손실이 발생했다면 의료비용 중 어느 부분이 금액이 큰 지를 확인

2. 실전! 손익계산서 분석

1) 손익계산서 분석 방법

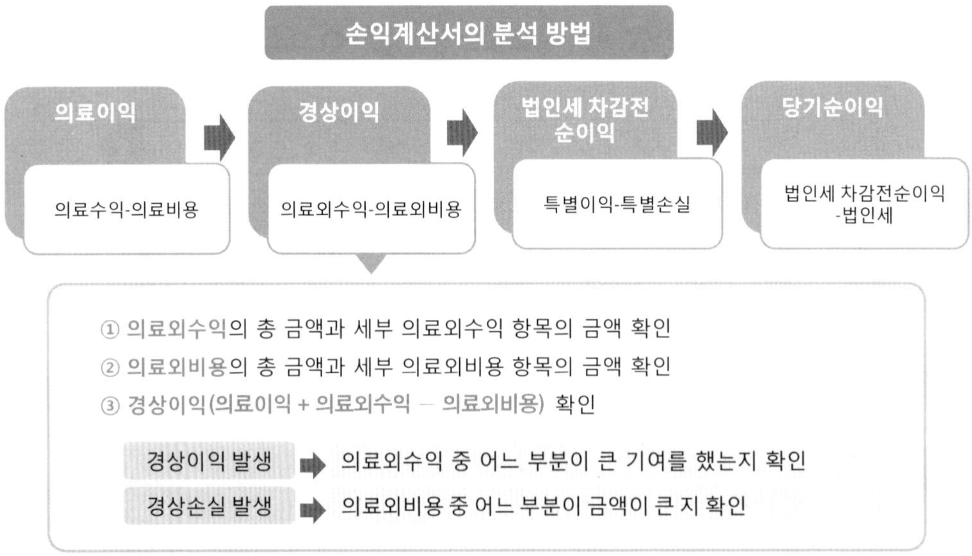

- 경상이익 분석
  - 두 번째로 의료외수익의 총 금액과 세부 의료외수익 항목의 금액을 확인
  - 다음 의료외비용의 총 금액과 세부 의료외비용 항목의 금액을 확인
  - 의료외수익에서 의료외비용을 뺀 잔액인 경상이익금액을 확인
- 경상이익이 발생했다면 의료외수익 중 어느 부분이 큰 기여를 했는지를 살펴보고 경상손실이 발생했다면 의료외비용 중 어느 부분이 금액이 큰 지를 확인

2. 실전! 손익계산서 분석

1) 손익계산서 분석 방법

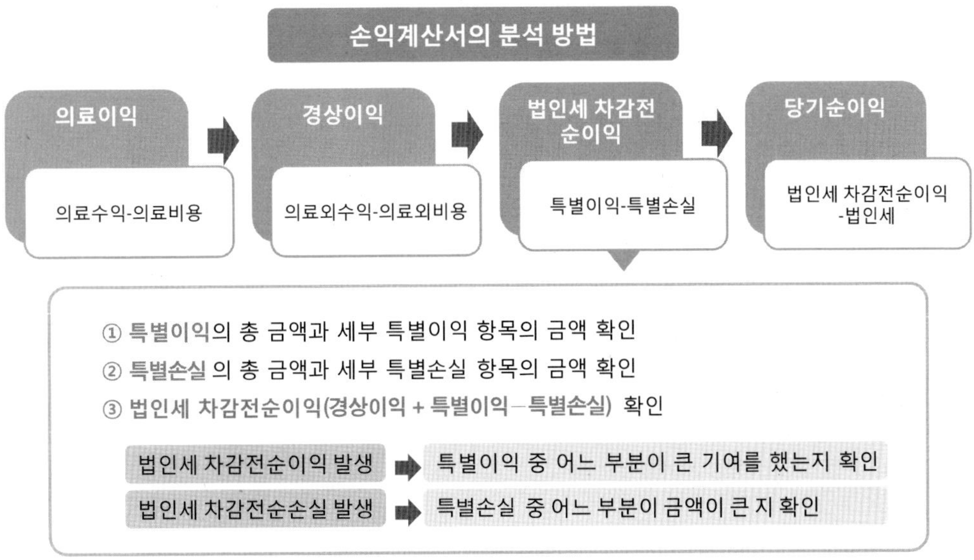

- 법인세 차감전순이익 분석
  - 세 번째로 특별이익의 총 금액과 세부 특별이익 항목의 금액을 확인
  - 다음 특별손실의 총 금액과 세부 특별손실 항목의 금액을 확인
  - 특별이익에서 특별손실을 뺀 잔액인 법인세 차감전순이익 금액을 확인
- 법인세 차감전순이익이 발생했다면 특별이익 중 어느 부분이 큰 기여를 했는지를 살펴보고 법인세 차감전순손실이 발생했다면 특별손실 중 어느 부분이 금액이 큰 지를 확인

2. 실전! 손익계산서 분석

1) 손익계산서 분석 방법

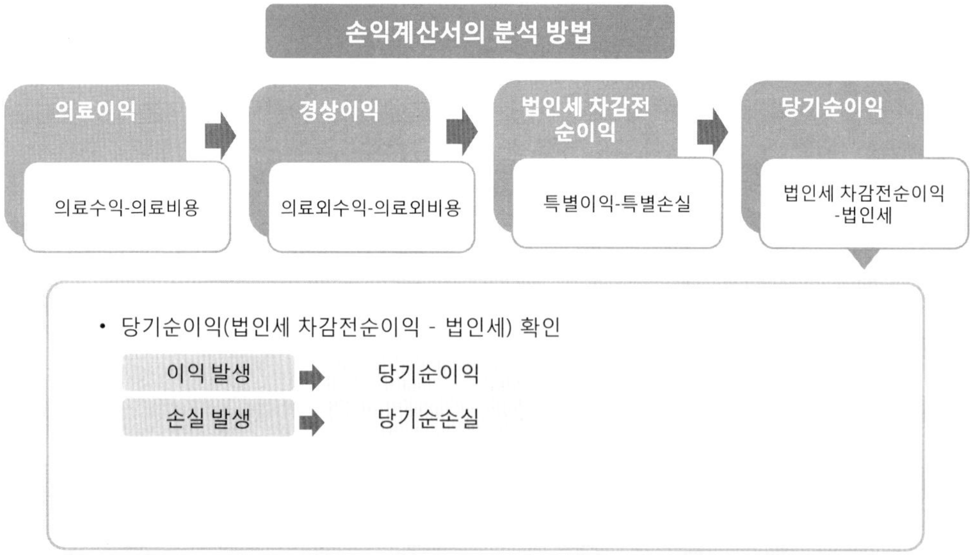

- 당기순이익 분석
  - 마지막 단계로 법인세 차감전순이익에서 법인세를 차감한 당기순이익 금액을 확인
- 이 때 이익이 발생했다면 당기순이익이 될 것이고, 손실이 발생했다면 당기순손실
- 손익계산서의 분석 과정: 기계적인 면이 있지만 순서에 따라 차근차근 분석해 가다 보면 병원의 경영활동이 어디에서 어떻게 이루어졌는지에 대한 자세한 정보를 얻을 수 있게 됨

2. 실전! 손익계산서 분석

2) 손익계산서 분석 사례

손익계산서 사례

과목	발생금액	합계금액
Ⅰ. 의료수익		18,027,818,517
1. 입원수익	10,925,749,091	
2. 외래수익	6,084,075,966	
3. 공중위생수입	766,654,860	
4. 기타 의료수익	251,338,600	
Ⅱ. 의료비용		17,914,289,282
1. 인건비		9,552,070,009
급여	9,036,861,590	
퇴직급여	515,208,419	
2. 재료비		4,264,787,982
약품비	1,859,410,010	
진료재료비	1,998,854,296	
급식재료비	406,523,676	
3. 관리운영비		4,097,431,291
복리후생비	653,306,360	
통신비	39,579,090	
수도광열비	422,755,520	
세금 및 공과금	100,905,900	
수선비	97,742,840	
보험료	68,877,234	
기타	2,714,264,347	
Ⅲ. 의료손익		113,529,235

의료수익 분석

입원수익 > 외래수익

↓

의료비용 분석

인건비 > 재료비 > 관리운영비

※ 서비스를 생산하는 곳이므로 인건비 비율이 높음

↓

의료손익 확인

의료수익 180억원
- 의료비용 179억원
= 의료이익 1억원

- 손익계산서 분석: 손익계산서는 위에서부터 아래로 항목별로 분석
- 의료수익 분석
  - 사례의 병원의 경우 지난 1년간 총 180억원의 의료수익을 달성
  - 어떻게 이와 같은 수익을 냈는지 의료수익의 구조를 보면, 입원수익이 109억원으로 가장 많은 부분을 차지, 외래수익은 약 61억원
  - 대부분의 병원이 이와 같이 입원에서 가장 많은 수익을 내고 그 다음으로는 외래부분에서 수익을 내는 구조를 가지고 있음
- 의료비용 분석
  - 지난 1년간 의료비용으로 총 179억원을 소비, 이 중 인건비가 96억원, 재료비가 43억원, 관리운영비가 41억원씩 지출
  - 사례의 병원은 병원운영에서 인건비가 차지하는 비율이 높음을 알 수 있음
    이유: 병원은 서비스를 생산하는 곳이기 때문에 다른 제조업 분야에 비해 인건비 비율이 높은 특성을 가지고 있기 때문임. 따라서 효율적인 인력관리가 더욱 절실히 필요한 조직

2. 실전! 손익계산서 분석

2) 손익계산서 분석 사례

여기서 잠깐! *Floating Nurse*

Floating Nurse

부서별 최소 인원의 간호사만 배치하고 부족분이 발생한 경우 Floating Nurse를 투입하여 간호인력의 요구도를 맞추는 방식

- Part Time Job에 대한 사회적 인프라가 발달되어 있는 경우 간호인력 적정성과 병원의 경영 효율화를 위해 다양한 간호인력관리 방안이 활용
- 우리나라는 미국과 상황과 여건이 다름
  → 무조건적인 모방은 성공을 보장해주지 못함

간호인력의 효율적 관리에 대한 방안을 모색하는 것은 간호관리자의 중요한 역할 중 하나임

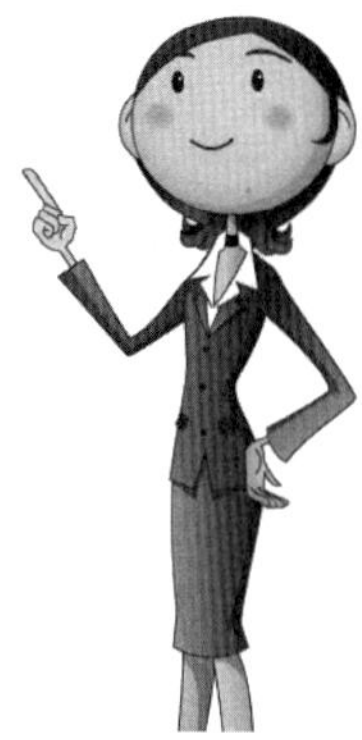

- Floating Nurse: 간호와 관련해서 몇 년 전에 우리나라에서도 고정적인 인건비 지출의 부담을 줄이고자 Floating Nurse 개념이 도입된 적이 있음
  - 이는 부서별 최소 인원의 간호사만 배치하고 부족분이 발생한 경우 Floating Nurse를 투입하여 간호인력의 요구도를 맞추는 방식
  - 미국과 같이 Part Time Job에 대한 사회적 인프라가 발달되어 있는 경우에는 간호인력 적정성과 병원의 경영 효율화의 두 마리 토끼를 잡기 위해 이러한 방식의 다양한 간호인력관리 방안이 활용
  - 물론 우리나라는 미국과 상황과 여건이 다르기 때문에 무조건적인 모방은 성공을 보장해주지는 못함
- 그러나 간호인력의 효율적 관리에 대한 방안을 모색하는 것은 간호관리자의 중요한 역할 중 하나임

2. 실전! 손익계산서 분석

2) 손익계산서 분석 사례

여기서 잠깐! ***관리비-조직 운영의 효율성 지표***

인건비/재료비 ➡ 병원의 의료서비스의 질과 직결되므로 감축하기가 쉽지 않음

관리비 ➡ 조직의 효율적 운영을 통해 상당부분 조정이 가능함

예
- 외주용역을 주어 운영비 부담을 줄임
- 정보 전산화를 통해 병원의 핵심기능이 아닌 지원부서의 규모 감축

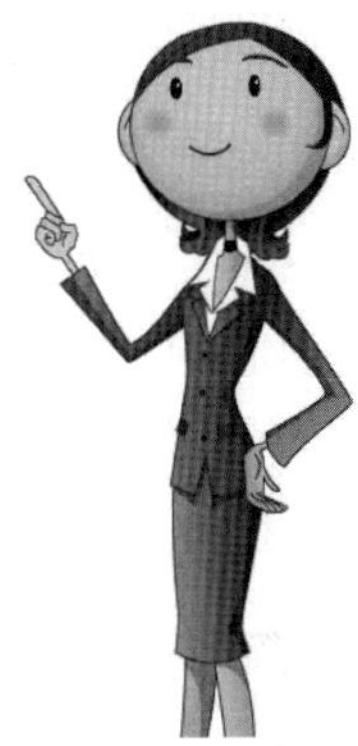

- 관리비: 조직 운영의 효율성 지표
- 실제로 병원의 의사, 간호사와 같은 의료인력이나 약품 또는 진료재료는 환자에게 소비되어지는 것이기 때문에 이를 감축하기가 쉽지 않음
  - 이유: 병원의 의료서비스의 질과 직결되기 때문
- 관리비: 조직의 효율적 운영을 통해 상당부분 조정이 가능
- 오늘날 조직 경영에서는 관리비를 감소하는데 많은 노력을 쏟고 있음

예 병원: 외주용역을 주어 운영비 부담을 줄이거나, 정보 전산화를 통해 병원의 핵심기능이 아닌 지원부서의 규모를 감축하고 있음.

2. 실전! 손익계산서 분석

2) 손익계산서 분석 사례

손익계산서 사례

과목	발생금액	합계금액
Ⅰ. 의료수익		18,027,818,517
1. 입원수익	10,925,749,091	
2. 외래수익	6,084,075,966	
3. 공중위생수입	766,654,860	
4. 기타 의료수익	251,338,600	
Ⅱ. 의료비용		17,914,289,282
1. 인건비		9,552,070,009
급여	9,036,861,590	
퇴직급여	515,208,419	
2. 재료비		4,264,787,982
약품비	1,859,410,010	
진료재료비	1,998,854,296	
급식재료비	406,523,676	
3. 관리운영비		4,097,431,291
복리후생비	653,306,360	
통신비	39,579,090	
수도광열비	422,755,520	
세금 및 공과금	100,905,900	
수선비	97,742,840	
보험료	68,877,234	
기타	2,714,264,347	
Ⅲ. 의료손익		113,529,235

의료수익 분석

입원수익 > 외래수익

↓

의료비용 분석

인건비 > 재료비 > 관리운영비

※ 서비스를 생산하는 곳이므로 인건비 비율이 높음

↓

의료손익 확인

의료수익 180억원
- 의료비용 179억원
= 의료이익 1억원

- 의료손익 확인
- 의료수익에서 의료비용을 뺀 잔액인 의료손익을 확인
  - 사례의 병원에서는 지난 1년간 180억원의 수익을 발생시키는 데에 179억원을 소비하여 의료이익은 1억원 가량을 얻은 것을 확인
  - 수익은 180억원 규모이지만 실제 살림을 사는데 들어간 돈을 제외하고 남은 돈은 1억원 정도 밖에 되지 않음을 의미
  - 1억원이 적은 돈은 아니지만 병원의 규모와 살림살이에 비해 기대 이하의 낮은 이익

2. 실전! 손익계산서 분석

2) 손익계산서 분석 사례

진료재료비	1,998,854,296	
급식재료비	406,523,676	
3. 관리운영비		4,097,431,291
복리후생비	653,306,360	
통신비	39,579,090	
수도광열비	422,755,520	
세금 및 공과금	100,905,900	
수선비	97,742,840	
보험료	68,877,234	
기타	2,714,264,347	
Ⅲ. 의료손익		113,529,235
Ⅳ. 의료외수익		327,661,551
1. 이자수익	41,840,232	
2. 임대료수익	120,240,000	
3. 기타	165,581,319	
Ⅴ. 의료외비용		334,890,096
1. 이자비용	256,573,559	
2. 기부금	100,000	
3. 기타	78,216,537	
Ⅵ. 경상손익		106,300,690
Ⅶ. 특별이익		0
Ⅷ. 특별손실		0
Ⅸ. 법인세 차감전순이익		106,300,690
Ⅹ. 법인세비용		54,383,926
Ⅺ. 당기순이익		51,916,764

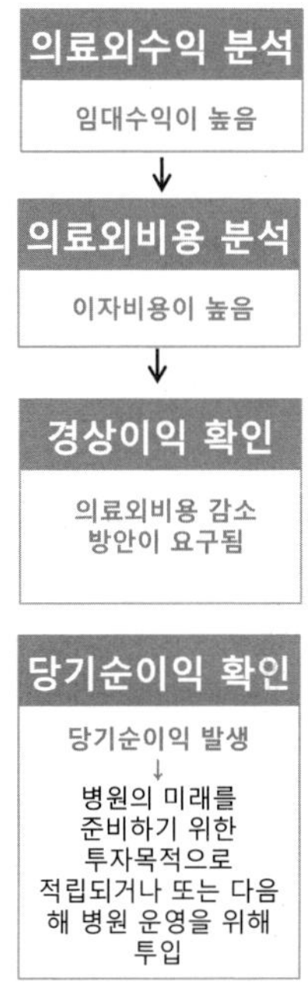

- 의료외수익 분석
  - 의료외수익 부분은 총액이 3억 3천만원 규모로 의료외수익의 대부분은 임대수익에서 발생
  - 최근 병원에서 많이 하고 있는 임대사업은 주차장, 장례시장, 편의시설 등으로 점차 확대, 다양화
- 의료외비용 분석
  - 의료외수익을 얻는데 들어간 비용, 즉 의료외비용은 3억 3천만원 규모
  - 병원의 의료활동 이외의 활동을 통해 벌어들인 돈보다 쓴 돈이 많다는 것
  - 의료외비용 중 이자비용이 2억6천만원으로 거의 대부분을 차지하고 있어서, 사례의 병원의 재무 운영이 좋지 않음을 짐작해 볼 수 있음
  - 병원을 1년 내내 운영하여 얻은 의료이익이 1억인데, 빌려 쓴 돈의 이자로만 2억6천만원이 나가고 있다는 것
- 경상이익 확인
  - 의료이익에 의료외수익을 더한 후 다시 의료외비용을 제한 값인 경상이익을 보면 의료이익 1억 천 4백만원보다 줄어든 1억 6백만원 규모
  - 의료외비용을 줄일 수 있는 방안을 모색하지 않는다면 사례병원의 미래는 밝지 않음

2. 실전! 손익계산서 분석

2) 손익계산서 분석 사례

과목	금액	금액
진료재료비	1,998,854,296	
급식재료비	406,523,676	
3. 관리운영비		4,097,431,291
복리후생비	653,306,360	
통신비	39,579,090	
수도광열비	422,755,520	
세금 및 공과금	100,905,900	
수선비	97,742,840	
보험료	68,877,234	
기타	2,714,264,347	
Ⅲ. 의료손익		113,529,235
Ⅳ. 의료외수익		327,661,551
1. 이자수익	41,840,232	
2. 임대료수익	120,240,000	
3. 기타	165,581,319	
Ⅴ. 의료외비용		334,890,096
1. 이자비용	256,573,559	
2. 기부금	100,000	
3. 기타	78,216,537	
Ⅵ. 경상손익		106,300,690
Ⅶ. 특별이익		0
Ⅷ. 특별손실		0
Ⅸ. 법인세 차감전순이익		106,300,690
Ⅹ. 법인세비용		54,383,926
Ⅺ. 당기순이익		51,916,764

의료외수익 분석

임대수익이 높음

↓

의료외비용 분석

이자비용이 높음

↓

경상이익 확인

의료외비용 감소 방안이 요구됨

당기순이익 확인

당기순이익 발생
↓
병원의 미래를 준비하기 위한 투자목적으로 적립되거나 또는 다음 해 병원 운영을 위해 투입

- 당기순이익 확인
- 특별이익이나 특별손실은 발생하지 않았으므로 법인세 차감전순이익을 확인
- 정해진 세법 등에 따른 법인세를 제하고 나면 한 해 동안 병원 경영을 통하여 달성한 순이익, 즉 당기순이익을 얻게 됨
- 법인세로 5천4백만원을 제하고 나면 본 사례 병원의 손익계산서의 최종 당기순이익은 약 5천2백만원이 됨
- 당기순이익은 병원의 미래를 준비하기 위한 투자목적으로 적립되거나 또는 다음 해 병원 운영을 위해 투입되기도 함

2. 실전! 손익계산서 분석

2) 손익계산서 분석 사례

손익계산서 사례

과목	발생금액	합계금액
Ⅰ. 의료수익		18,027,818,517
1. 입원수익	10,925,749,091	
2. 외래수익	6,084,075,966	
3. 공중위생수입	766,654,860	
4. 기타 의료수익	251,338,600	
Ⅱ. 의료비용		17,914,289,282
1. 인건비		9,552,070,009
급여	9,036,861,590	
퇴직급여	515,208,419	
2. 재료비		4,264,787,982
약품비	1,859,410,010	
진료재료비	1,998,854,296	
급식재료비	406,523,676	
3. 관리운영비		4,097,431,291
복리후생비	653,306,360	
통신비	39,579,090	
수도광열비	422,755,520	
세금 및 공과금	100,905,900	
수선비	97,742,840	
보험료	68,877,234	
기타	2,714,264,347	
Ⅲ. 의료손익		113,529,235
Ⅳ. 의료외수익		327,661,551
1. 이자수익	41,840,232	
2. 임대료수익	120,240,000	
3. 기타	165,581,319	
Ⅴ. 의료외비용		
1. 이자비용	256,573,559	
2. 기부금	100,000	
3. 기타	78,216,537	
Ⅵ. 경상손익		106,300,690
Ⅶ. 특별이익		0
Ⅷ. 특별손실		0
Ⅸ. 법인세 차감전순이익		106,300,690
Ⅹ. 법인세비용		54,383,926
XI. 당기순이익		51,916,764

- 병원의 의료비용 지출이 차지하는 비중이 너무 높음
- 의료외비용도 높은데, 대부분을 이자비용이 차지함

병원 경영 실적이 좋지 않음

- 사례병원 손익계산서 분석 결과 요약
  - 병원의 의료비용 지출이 차지하는 비중이 너무 높음
  - 의료외비용도 높은데 대부분을 이자비용이 차지함
- 손익계산서 분석 결론: 사례병원의 경영 실적이 좋지 않음

2. 실전! 손익계산서 분석

2) 손익계산서 분석 사례

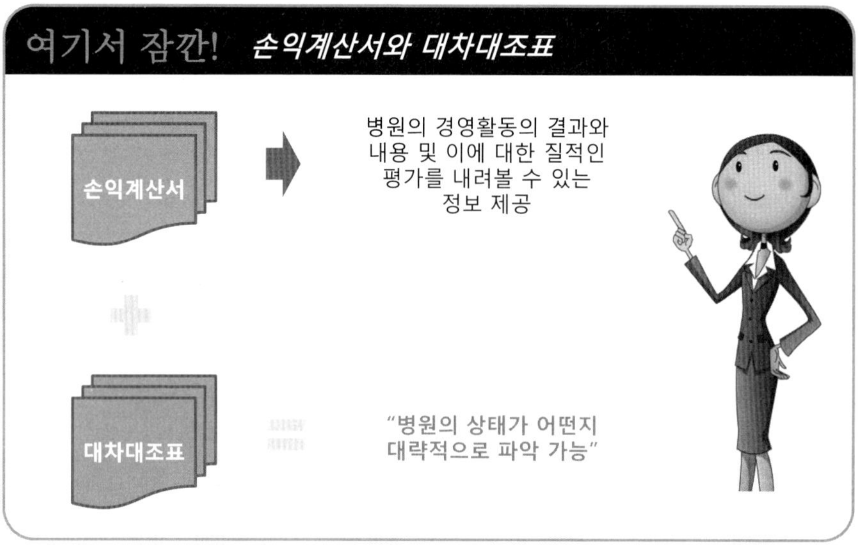

- 손익계산서: 병원의 경영활동의 결과와 내용이 무엇인지 그리고 이에 대한 질적인 평가를 내려볼 수 있는 정보를 제공
  - 대차대조표와 함께 매우 유용한 대표적인 재무제표
  - 이유: 대차대조표와 손익계산서만 봐도 해당 병원의 상태가 어떤지 대략적으로 파악할 수 있기 때문임.

정리하기

1. 손익계산서 해부

■ 수익

- 병원의 영업활동을 통해 병원에 유입된 가치
- 수익의 대부분은 의료수익과 외래수익에서 발생하고 나머지 일부 수익이 이자수입, 임대료수입 등에서 발생함

■ 비용

- 병원이 수익을 얻기 위해 희생한 재화나 용역의 대가로 인건비, 재료비, 관리비, 이자비용, 법인세 등이 있음

■ 이익

- 수익에서 비용을 공제한 후 남은 금액

■ 손익계산서 기본 구조 (비교식)

손익계산서
0000년 00월 00일부터 000년 00월 00일까지
기관명 : 000병원

과목	제28(당)기	제27(전)기
	금액	금액
Ⅰ. 의료수익계 1.입원수익 2.외래수익 3.기타의료수익		
Ⅱ. 의료비용계 1.인건비계 2.재료비계 3.관리비계		
Ⅲ. 의료손익		
Ⅳ. 의료외수익계 1.의료부대수익 2.이자수익		
Ⅴ. 의료외비용계 1.의료부대비용 2.이자비용		
Ⅵ. 경상손익		
Ⅶ. 특별이익 1.자산수증이익 2.채무면제이익		
Ⅷ. 특별손실 1.재해손실		
Ⅸ. 법인세 차감전순이익		
Ⅹ. 법인세비용		
ⅩⅠ. 당기순이익		

2. 실전! 손익계산서 분석

의료이익 분석
(의료수익-의료비용)

↓

경상이익 분석
(의료외수익-의료외비용)

↓

법인세 차감전순이익 분석
(특별이익-특별손실)

↓

당기순이익 분석
(법인세 차감전순이익-법인세)

제3부

재무비율 활용

제5장

재무비율 분석과 활용

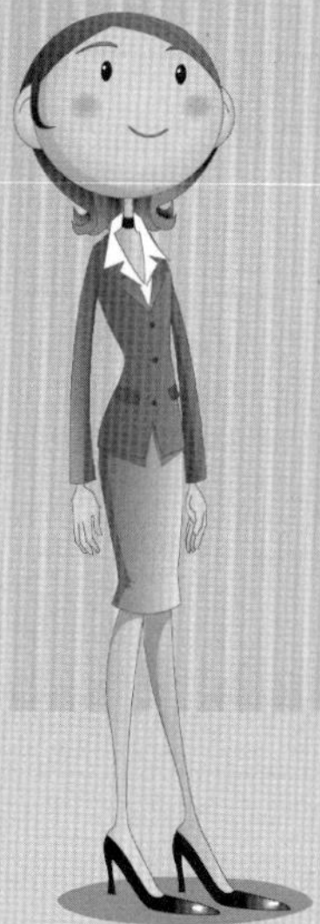

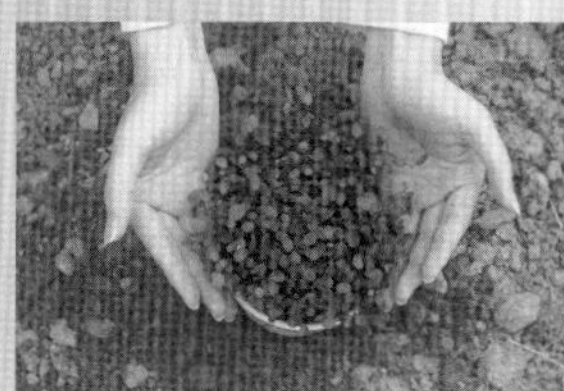

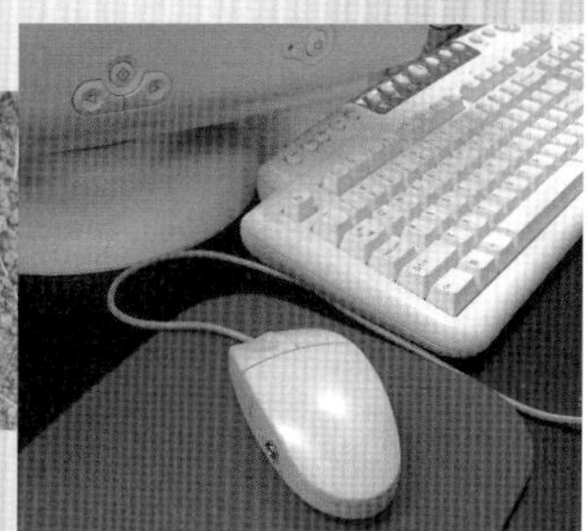

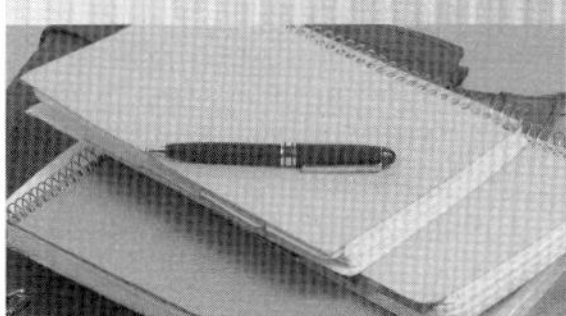

학습목표

1. 재무비율에 대해 설명할 수 있다.
2. 재무비율분석의 목적에 대해 설명할 수 있다.
3. 표준 재무비율에 대해 설명할 수 있다.
4. 재무비율의 4가지 영역에 대해 설명할 수 있다.

학습내용

1. 재무비율이 무엇인가요?
2. 재무비율 사총사!

1. 재무비율이 무엇인가요?

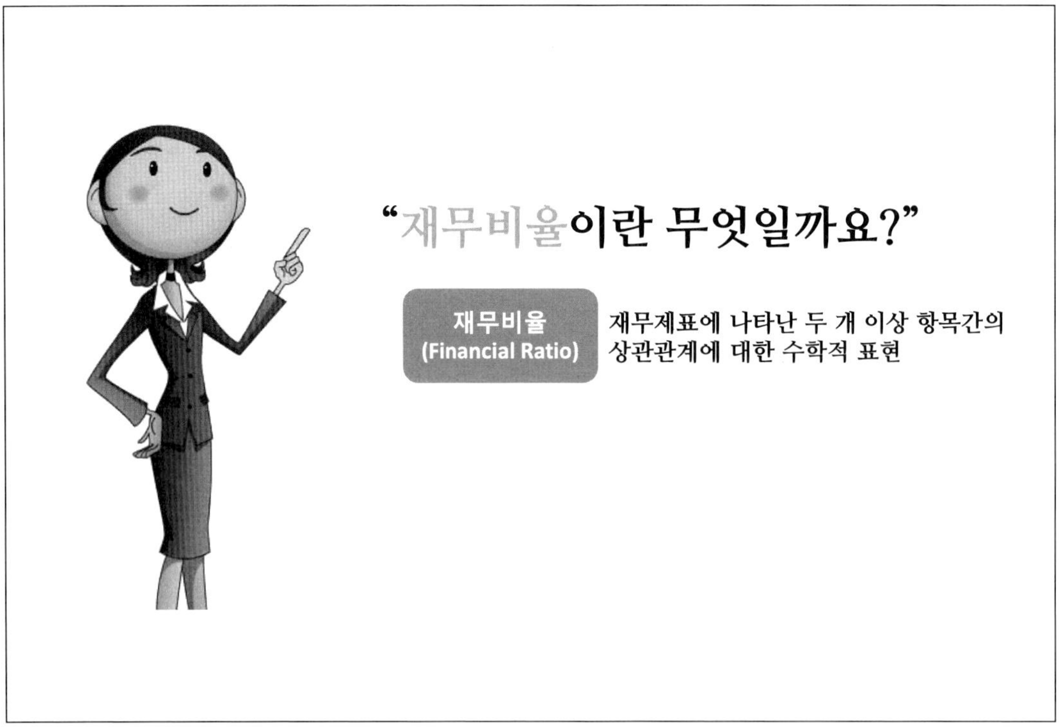

- 재무비율: 재무제표에 나타난 두 개 이상 항목간의 상관관계에 대한 수학적 표현

1. 재무비율이 무엇인가요?

1) 재무비율의 정의와 목적

재무비율분석의 정의

재무비율 분석 (Financial Ratio Analysis)

재무제표상의 두 항목을 비율을 산출하여 병원 또는 조직의 재무상태와 경영성과를 분석·판단하는 것

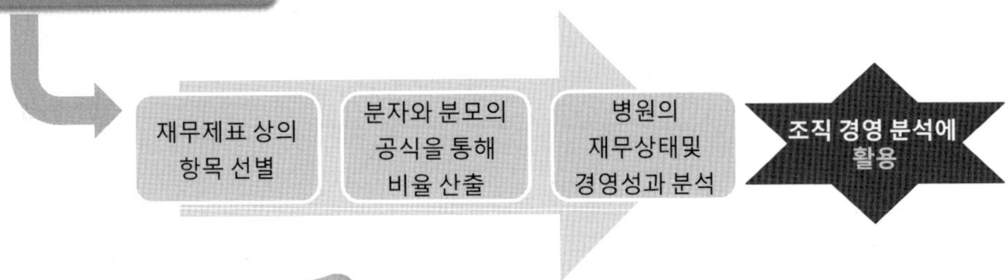

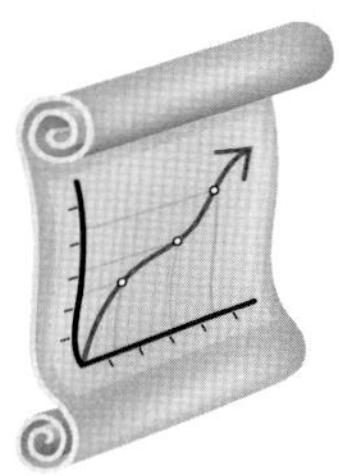

- 관심 조직의 재무상태 분석 시 가장 많이 이용함
- 정보 이용자가 관심 있는 분야에 적절한 특정 비율을 선택하여 분석함
  → 재무제표의 활용성 극대화

- 재무비율 분석: 재무제표에 나타난 두 개 이상의 항목간의 관계를 분석하는 것
  - 조직 경영 분석에 필요한 내용을 파악하기 위해 재무제표 상의 항목을 선별하여 분자와 분모의 공식을 통해 비율을 산출
  - 병원의 재무상태나 경영성과를 분석하고자 하는 방법
  - 관심 조직의 재무상태 분석 시 일반적으로 가장 많이 이용됨
  - 정보 이용자가 관심 있는 분야에 적절한 특정 비율을 선택하여 분석함으로써 재무제표의 활용성을 극대화

1. 재무비율이 무엇인가요?

1) 재무비율의 정의와 목적

재무비율분석의 목적

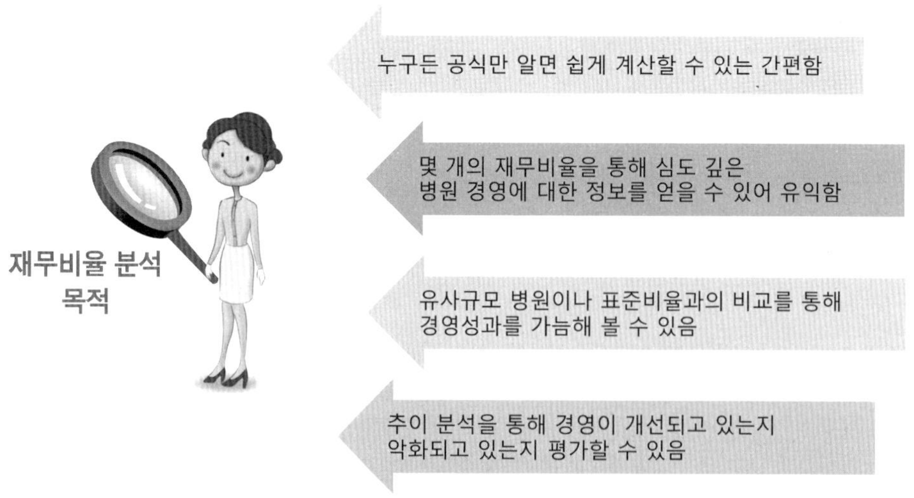

- 재무비율 분석의 목적
  - 재무비율 분석은 관련성이 있는 재무제표 상의 두 항목간의 비율로 누구든 공식만 알면 쉽게 계산할 수 있음
  - 몇 개의 재무비율을 통해 심도 깊은 병원 경영에 대한 정보를 얻을 수 있어 매우 유익함
  - 유사규모 병원이나 표준비율과의 비교를 통해 경영성과를 가늠할 수 있음
  - 추이 분석을 통해 경영이 개선되고 있는지 악화되고 있는지 평가하는 데에도 매우 유용함

1. 재무비율이 무엇인가요?

1) 재무비율의 정의와 목적

○ 재무비율분석의 목적

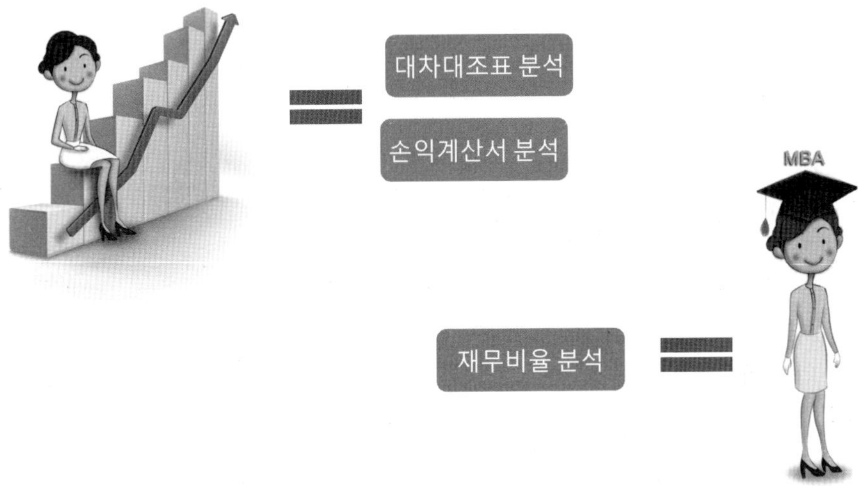

- 대차대조표분석과 손익계산서 분석: 재무재표 분석의 출발 단계로 병원에 입사한지 이제 갓 3개월 된 신규간호사의 모습
- 재무비율 분석: 병동의 3년차 중견 간호사로서 역량을 인정받는 Chagre급 간호사의 모습

1. 재무비율이 무엇인가요?

2) 표준비율

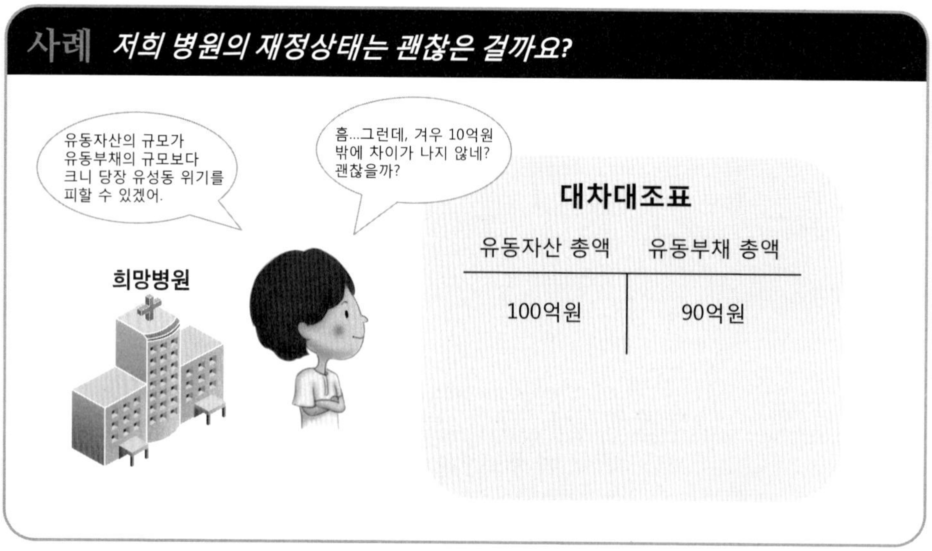

- 재무비율 분석을 위한 도입 사례
- 희망병원: 대차대조표를 살펴보니 유동자산의 총액은 100억원인 반면, 유동부채의 총액은 90억원임을 확인
  - 희망병원 간호사: 저희 병원의 재정상태는 괜찮은 걸까요?
  - 유동자산의 규모가 유동부채의 규모보다 크니 당장 유성동 위기를 피할 수 있겠다 싶음
  - 10억원 정도 밖에 차이가 나지 않는 게 마음에 걸림
  - 병원의 재정상태는 괜찮은 것일까?

1. 재무비율이 무엇인가요?

2) 표준비율

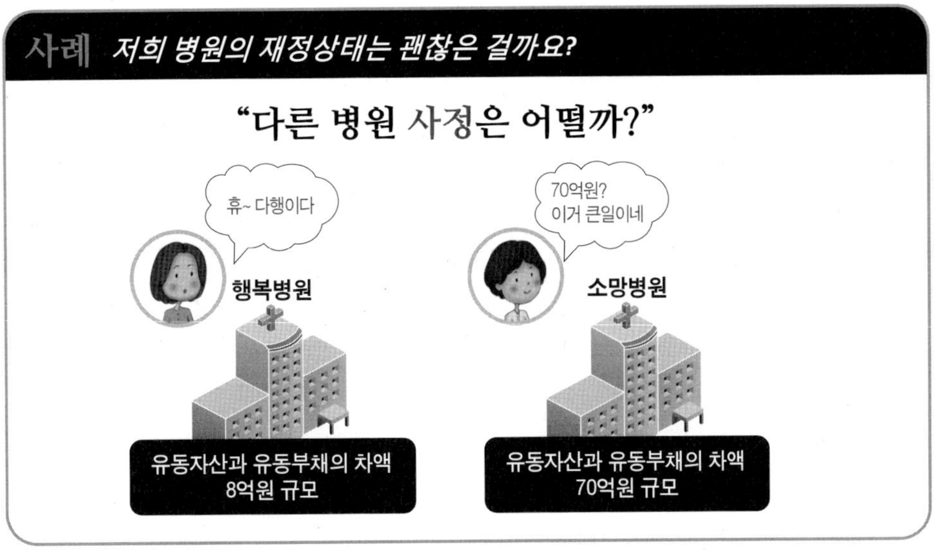

- 다른 병원과 비교
  - 희망병원 길 건너편에 위치해 있는 행복병원도 유동자산과 유동부채의 차액이 8억 규모 정도 밖에 아니라는 사실을 확인: 마음이 놓임
  - 희망병원 옆에 위치한 소망병원의 차액이 70억이라는 점을 확인: '이것 큰 일 아니야' 하는 병원 경영에 대한 불안으로 변화

1. 재무비율이 무엇인가요?

2) 표준비율

"비율분석의 목적은?"

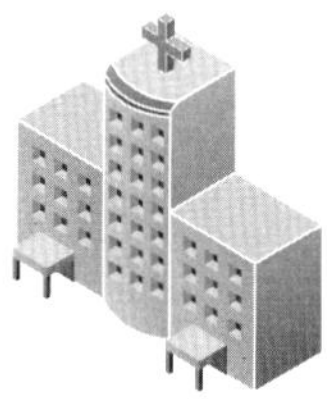

우리병원의 성과가 같은 급의 병원과
비교했을 때
어떠한가에 대한 정보를 제공하는 것

- 비율 분석의 목적: 우리병원의 성과가 정말 동종 업계 내에서도, 즉 같은 급의 병원들을 비교했을 때에도 좋은 축에 드는 것인지 아니면 끝에서 세어야 할 정도의 순위인지 등에 대한 정보를 제공하기 위한 것

1. 재무비율이 무엇인가요?

2) 표준비율

우리병원의 성과가 같은 급의 병원과 비교했을 때 어떠한가에 대한 정보를 제공하는 것

병상 수

의사 혹은 간호사 수

병원의 면적

보유 신기술장비

어떠한 기준으로 비교 병원을 선택해야 할 지가 명료하지 않은 상황에서 단순히 비교하는 것은 매우 위험천만한 일!

- 같은 급의 병원: 병원의 병상수, 의사의 수 또는 간호사의 수, 병원의 면적 내지는 보유하고 있는 신기술장비일 수도 있음
- 어떠한 기준으로 비교 병원을 선택해야 할 지가 명료하지 않은 상황에서 사례에서와 같이 단순히 우리 병원 앞에 있는 병원을 기준으로 비교하는 것은 매우 위험천만한 일이 될 수도 있음

1. 재무비율이 무엇인가요?

2) 표준비율

표준비율

재무비율 자체만으로는 적정성 여부를 판단할 수 없을 때 해당 기업의 기간별 재무비율 추이를 비교하거나, 타 기업과의 재무비율을 상호 비교하는 방법

- 의사결정이나 판단의 표준이 되는 재무분석 비율의 값 또는 값의 범위
- 다른 조직과 비교하거나 기간별 추이를 살펴보기 위하여 사용
- 동일 종류/규모의 조직 군에서의 평균 재무비율, 과거 실적, 경험적 재무비율, 경쟁적 재무비율, 산업평균비율 등 이용

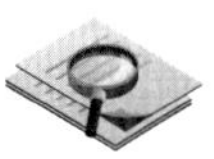

병원의 경우에는 매년 발간되는 병원경영통계보고서에서 각 영역별로 분석 제시한 평균비율 값을 병원산업 평균비율로 봄!

- 표준비율: 정보이용자의 욕구를 해결해 주기 위해 같은 산업 내에서는 어느 정도의 범위에 재무비율값이 있어야 적정한지에 대하여 그 기준을 정하여 놓은 것
  - 의사결정이나 판단의 표준이 되는 재무분석 비율의 값 또는 값의 범위
  - 다른 조직과 비교하거나 기간별 추이를 살펴보기 위하여 사용
  - 표준비율로 적용할 수 있는 것: 동일 종류와 동일 규모의 조직 군에서의 평균 재무비율, 과거 실적, 경험적 재무비율이나 경쟁적 재무비율, 산업평균비율 등
- 병원의 경우에는 매년 발간되는 병원경영통계보고서에서 각 영역별로 분석 제시한 평균비율 값을 병원산업 평균비율로 보고 이를 적용할 수 있음

2. 재무비율 사총사!

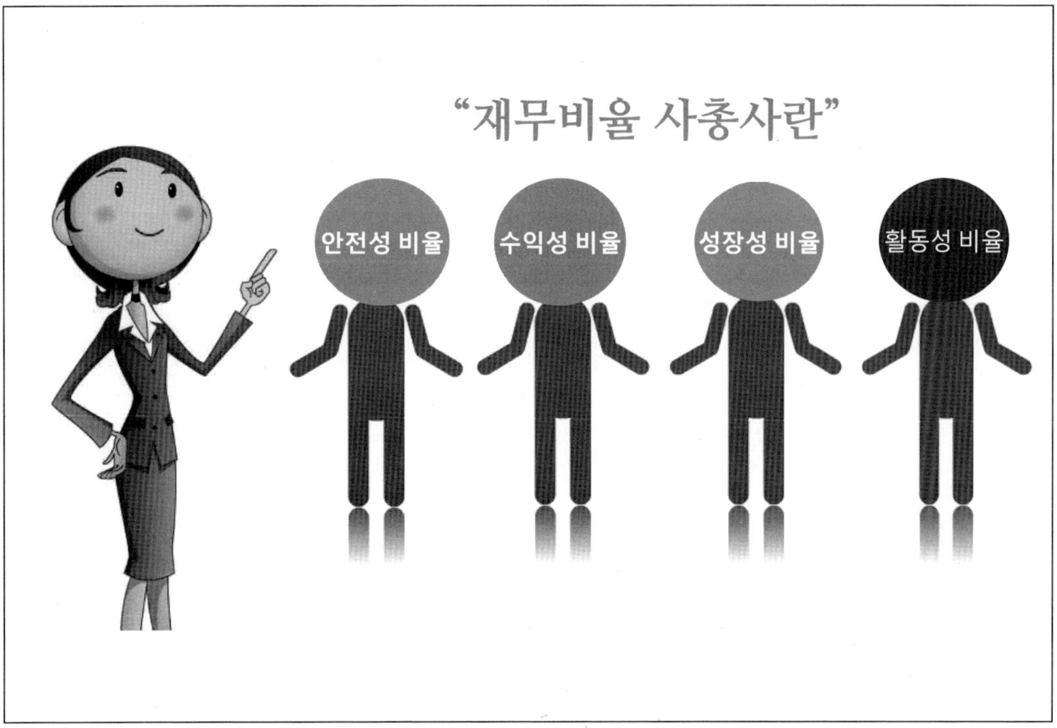

- 재무비율 분석의 대표주자 사총사
  - 안전성 비율
  - 수익성 비율
  - 성장성 비율
  - 활동성 비율

2. 재무비율 사총사!

1) 개요

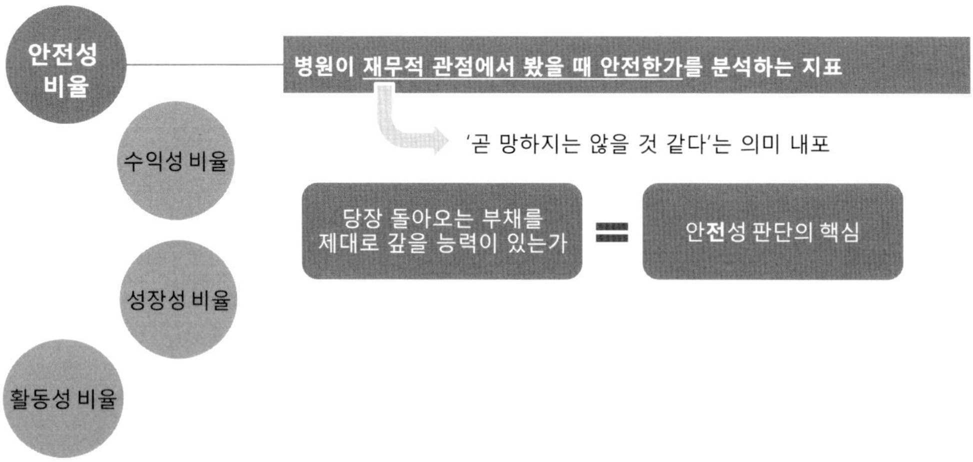

- 안전성 비율
  - 병원이 재무적 관점에서 봤을 때 안전한가를 분석하는 지표
  - 재무적으로 안전하다는 것은 곧 망하지는 않을 것 같다는 의미를 내포
  - 당장 돌아오는 부채를 제대로 갚을 능력이 있는가가 안전성 판단의 핵심

2. 재무비율 사총사!

1) 개요

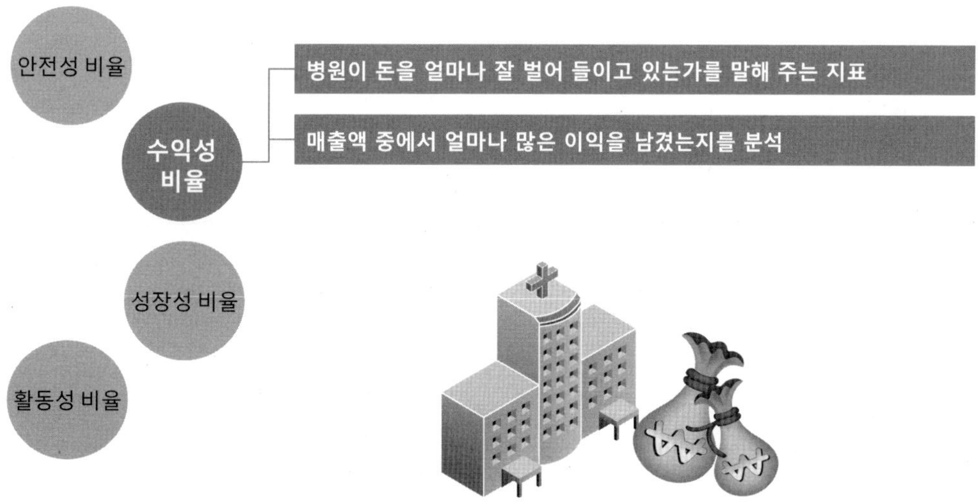

- 수익성 비율
  - 병원이 돈을 얼마나 잘 벌어 들이고 있는가를 말해 주는 지표
  - 매출액 중에서 얼마나 많은 이익을 남겼는지를 분석할 수 있음

2. 재무비율 사총사!

1) 개요

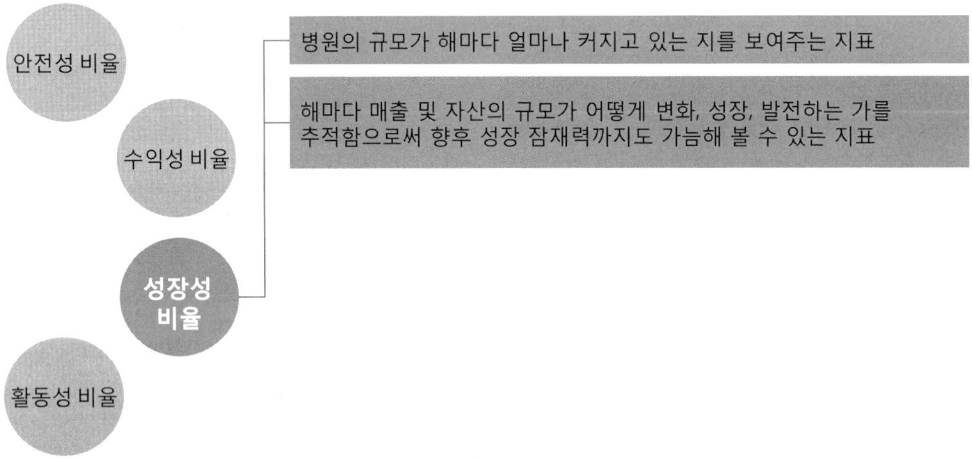

- 성장성 비율
  - 병원의 규모가 해마다 얼마나 커지고 있는지를 보여주는 지표
  - 한 생명인 아이가 태어나 키가 자라고 몸무게가 늘어 나면서 어른으로 성장해 가듯이 병원도 해마다 매출이나 자산의 규모가 어떻게 변화, 성장, 발전하는가를 추적함으로써 향후 성장 잠재력까지도 가늠해 볼 수 있는 지표

2. 재무비율 사총사!

1) 개요

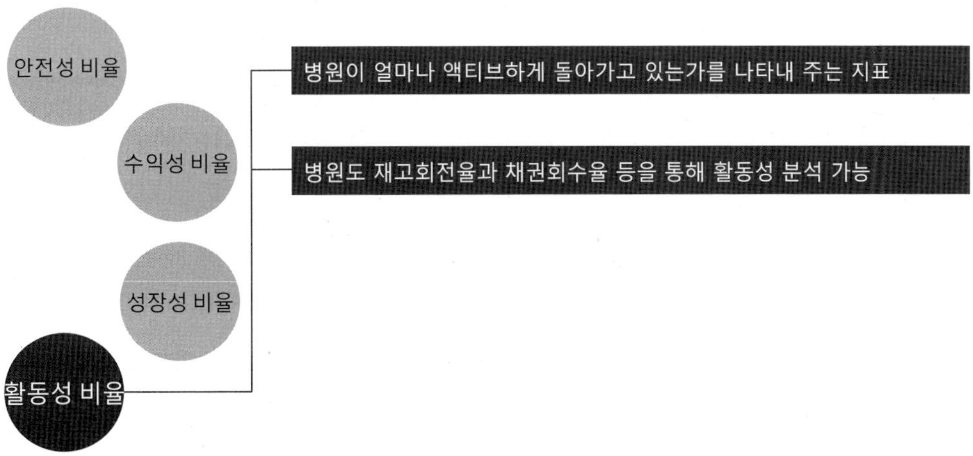

- 활동성 비율
  - 병원이 얼마나 active하게 돌아가고 있는가를 나타내 주는 지표
  - 수술실 10개가 일주일 내내 full로 돌아가고 있는 병원과 일주일에 수술 건수가 2~3건에 불과한 병원을 상상해 보면 어느 병원이 활동적이라고 하는지 유추 가능
  - 일반적으로 조직에서는 구입한 재고자산이 얼마나 빨리 팔리고, 외상으로 팔린 매출채권이 얼마나 빨리 회수되는지를 통해 활동성을 분석
  - 병원도 마찬가지로 재고회전율과 채권회수율 등을 통해 활동성을 분석

2. 재무비율 사총사!

2) 안전성 분석

안전성 — **병원이 보유하고 있는 자산 중에서 1년 이내에 현금화할 수 있는 자산을 얼마나 보유하고 있는지 측정하는 비율**

- 병원이 단기적으로 채무지급능력이 어떠한지 정보를 제공받을 수 있음
- 안전성 분석 지표
  - 기본재산비율, 당좌비율, 고정비율, 유동비율, 타인자본 의존도

- 안전성 분석
  - 병원이 보유하고 있는 자산 중에서 1년 이내에 현금화할 수 있는 자산을 얼마나 보유하고 있는지 측정하는 비율
  - 병원이 단기적으로 채무지급능력이 어떠한지 정보를 제공받을 수 있음
- 안전성 분석 지표: 기본재산비율, 당좌비율, 고정비율, 유동비율, 타인자본 의존도와 같은 지표가 포함

2. 재무비율 사총사!

2) 안전성 분석

유동비율 | **타인자본 의존도**

- 유동자산을 유동부채로 나누어 단기채무에 충당할 수 있는 유동성 자산이 얼마나 되는가를 평가하여 단기채무 상환능력을 판단하는 지표

유동비율(%) = 유동자산/유동부채 × 100

유동비율	≥	100	➡	단기채무 상환 능력 양호
유동비율	<	100	➡	단기채무 상환 능력 불량

실제로 유동자산 안에는 1년 이내 현금화가 되지 않을 수도 있는 유동자산이 포함되어 있어 이를 신중히 살필 필요가 있음

- 유동비율
  - 유동성 자산이 얼마나 되는지 평가해서 병원의 단기채무 상환 능력을 판단하는데 도움을 줌
  - 대차대조표를 보고 분모에는 유동부채의 금액을, 분자에는 유동자산의 금액을 대입하여 나눈 다음 곱하기 100한 값
  - 이 값이 100을 넘으면 유동부채보다 유동자산이 큰 경우이므로 해당 병원의 단기채무 상환 능력이 양호하다고 볼 수 있고, 반대로 100 미만이면 유동부채보다 유동자산이 적은 경우이므로 해당 병원의 단기채무 상환 능력이 불량하다고 해석
  - 보통 기업의 경우, 유동비율이 150% 정도일 때 재무상태가 양호하다고 평가
  - 주의할 점: 유동비율에 따른 안전성도 이론적인 분류일 뿐이지 실제로 유동자산 안에는 재고자산과 같이 1년 이내 현금화가 되지 않을 수도 있는 유동자산이 포함되어 있어 이를 신중히 살필 필요가 있음

2. 재무비율 사총사!

2) 안전성 분석

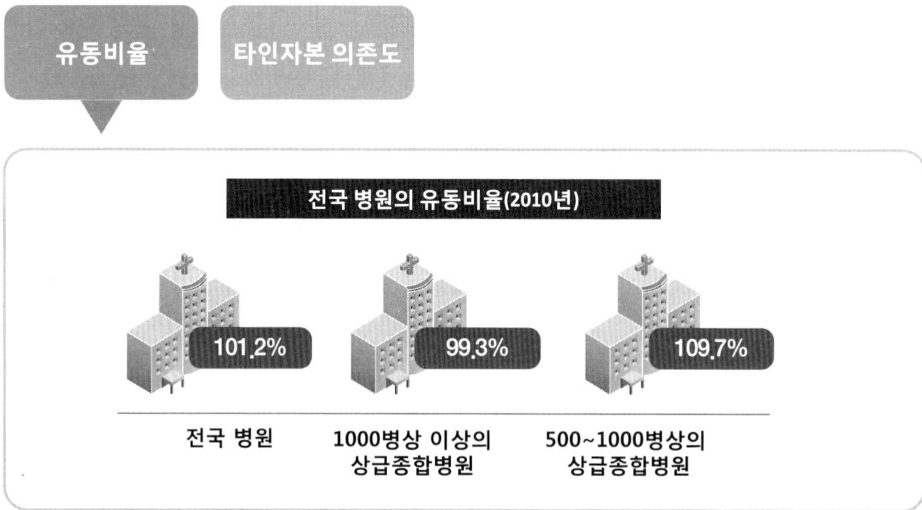

- 전국 병원의 유동비율 통계
- 2010년 병원통계에 따르면 전국 병원의 평균 유동비율은 101.2%이고, 1000병상 이상의 상급종합병원은 99.3%, 500~1000병상의 상급종합병원은 109.7%임

2. 재무비율 사총사!

2) 안전성 분석

유동비율 | 타인자본 의존도

- 총자본 중에서 부채가 차지하는 비율로 재무구조의 안전성 여부를 판단하는 지표

타인자본 의존도(%) = 부채/총자본 × 100

타인자본 의존도 < 100 → 재무적으로 안전

타인자본 의존도 ≥ 100 → 재무적으로 불안전

- 타인자본 의존도
  - 총 자본 중에서 부채가 차지하는 비율로 재무구조의 안전성을 판단하는 가장 기본적인 지표
  - 대차대조표를 보고 분모에는 총자본의 금액을, 분자에는 총부채의 금액을 대입하여 나눈 다음 곱하기 100한 값
  - 이 값이 100미만이면 부채보다 자본이 큰 경우이니 해당 병원은 재무적으로 안전하다고 볼 수 있고, 반대로 100을 넘으면 부채보다 자본이 적은 경우이니 해당 병원은 재무적으로 안전하지 않다고 해석

2. 재무비율 사총사!

2) 안전성 분석

유동비율 | 타인자본 의존도

전국 병원의 타인자본 의존도(2010년)

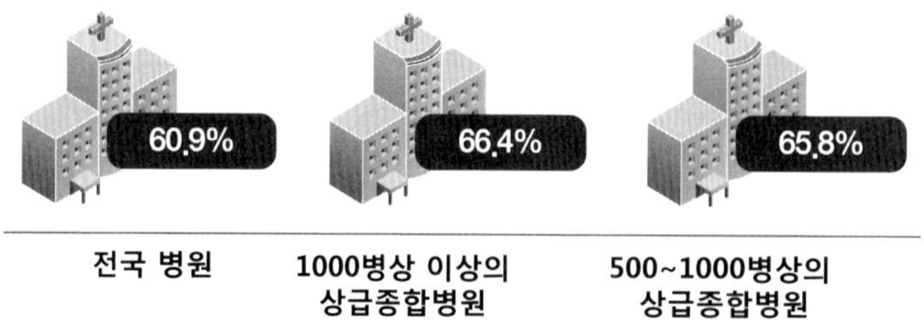

- 전국 병원의 타인자본 의존도 통계
- 2010년 병원통계에 따르면 전국 병원의 평균 타인자본 의존도는 60.9%이고, 1000병상 이상의 상급종합병원은 66.4%, 500~1000병상의 상급종합병원은 65.8%임

2. 재무비율 사총사!

3) 수익성 분석

수익성

병원의 이익창출 능력을 의미하는 것으로 병원의 차입금 상환능력 및 재무적 건전성에 관한 정보를 제공해주는 비율

수익성 분석 지표

- 총자본 의료이익률, 의료수익 의료이익률, 총자본 경상이익률, 의료수익 경상이익률, 총자본 순이익률, 의료수익 순이익률 등

수익성을 분석하기 위해서는 대차대조표와 손익계산서가 필요함

- 수익성
  - 병원의 이익창출 능력을 의미하는 것으로 병원의 차입금 상환능력 및 재무적 건전성에 관한 정보를 제공해주는 비율
  - 수익성 분석 지표: 총자본 의료이익률, 의료수익 의료이익률, 총자본 경상이익률, 의료수익 경상이익률, 총자본 순이익률, 의료수익 순이익률 등
  - 수익성 분석을 위해서는 대차대조표와 손익계산서를 함께 분석해야 함

2. 재무비율 사총사!

3) 수익성 분석

총자본 순이익률 | **의료수익 순이익률**

- 총자본에 대한 순이익의 비율로 투입자본에 대한 수익성을 측정하는 주요 지표

총자본 순이익률(%) = 당기순이익/총자본 × 100

- 총자본 순이익률
  - 투입자본에 대한 수익성을 측정하는 주요 지표로 총자본에 대한 당기 순이익의 비율
  - 분모에는 대차대조표를 보고 총자본의 금액을, 분자에는 손익계산서를 보고 당기순이익의 금액을 대입하여 나눈 다음 곱하기 100한 값

2. 재무비율 사총사!

3) 수익성 분석

총자본 순이익률 | 의료수익 순이익률

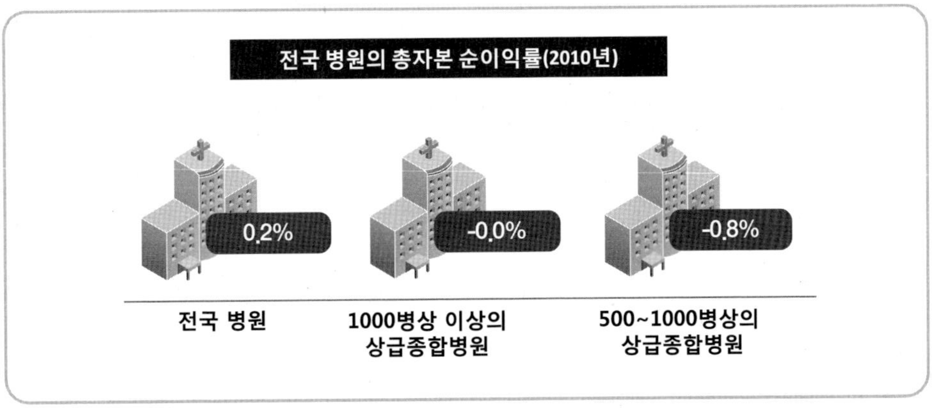

- 전국 병원의 총자본 순이익률 통계
- 2010년 병원통계에 따르면 전국 병원의 평균 총자본 순이익율은 0.2%로 아주 미미하였고, 1000병상 이상의 상급종합병원은 -0.0%, 500~1000병상의 상급종합병원은 -0.8% 으로 오히려 손실이 발생하는 것으로 분석됨

2. 재무비율 사총사!

3) 수익성 분석

총자본 순이익률 | 의료수익 순이익률

- 의료수익에 대한 순이익의 비율로 영업활동을 통해 얼마나 수익을 창출할 수 있는가를 나타내는 지표

의료수익 순이익률(%) = 당기순이익/의료수익 × 100

- 의료수익 순이익률
  - 영업활동을 통해 얼마나 수익을 창출할 수 있는가를 나타내는 지표로 의료수익에 대한 순이익의 비율
  - 손익계산서를 보고 분모에는 의료수익의 금액을, 분자에는 당기순이익의 금액을 대입하여 나눈 다음 곱하기 100한 값

2. 재무비율 사총사!

3) 수익성 분석

총자본 순이익률 | 의료수익 순이익률

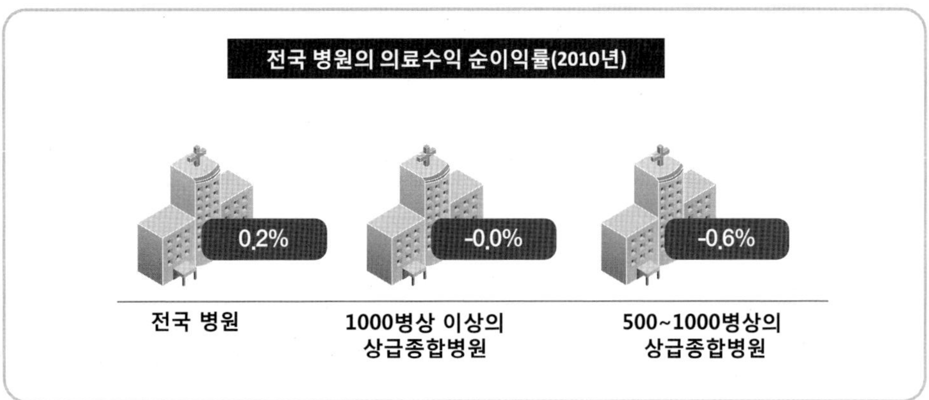

- 전국 병원의 의료수익 순이익률
- 2010년 병원통계에 따르면 전국 병원의 평균 의료수익 순이익율은 0.2%로 총자본 순이익율과 같이 매우 미미하였고, 1000병상 이상의 상급종합병원은 -0.0%, 500~1000병상의 상급종합병원은 -0.6%로 총자본 순이익율에서와 같이 손실이 발생함

2. 재무비율 사총사!

4) 성장성 분석

성장성 **일정기간 동안 병원의 수익 규모, 환자 수, 경영성과가 얼마나 증가했는지를 나타내는 비율**

성장성 분석 지표

- 의료수익 증가율 : 전년도 수익에 대한 당해 연도 수익의 증가율로 병원의 외형적 신장세를 판단하는 지표
- 총자본 증가율 : 전 년도 총 자본에 대한 당해 연도 총자본 증가율

성장성을 분석하기 위해서는 당기 손익계산서와 전기 손익계산서가 필요함

- 성장성
  - 일정기간 동안 병원의 수익 규모, 환자 수, 경영성과가 얼마나 증가했는지를 나타내는 비율
  - 성장성 분석 지표: 전년도 수익에 대한 당해 연도 수익의 증가율로 병원의 외형적 신장세를 판단하는 지표인 의료수익 증가율과 전 년도 총 자본에 대한 당해 연도 총자본 증가율을 나타내는 총자본 증가율
  - 성장성을 분석하기 위해서는 당기 손익계산서와 전기 손익계산서가 모두 필요함

2. 재무비율 사총사!

4) 성장성 분석

의료수익 증가율 | **총자본 증가율**

- 전년도 수익액에 대한 당해년도 수익액의 증가율로서 의료기관의 외형적인 신장세를 판단하는 대표적인 지표

의료수익 증가율(%) = (당기의료수익 - 전기의료수익)/전기의료수익 × 100

병원의 의료수익 증가율은 불규칙적인 면이 있기 때문에 과거 몇 년간의 값을 함께 비교해볼 것!

- 의료수익 증가율
  - 의료기관의 외형적인 신장세를 판단하는 대표적인 지표로 전년도 수익액에 대한 당해년도의 수익액 증가율
  - 분모에는 전기 손익계산서를 보고 의료수익의 금액을, 분자에는 전기와 당기 손익계산서를 보고 당기 의료수익에서 전기 의료수익을 뺀 나머지 금액을 대입하여 나눈 다음 곱하기 100한 값
  - 병원의 의료수익 증가율은 불규칙적인 면이 있기 때문에 과거 몇 년간의 값을 함께 비교해보는 것이 필요

2. 재무비율 사총사!

4) 성장성 분석

의료수익 증가율 | 총자본 증가율

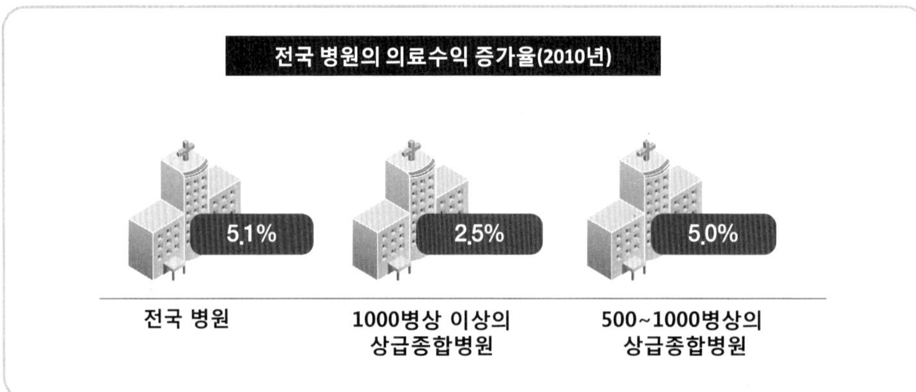

- 전국 병원의 의료수익 증가율 통계
- 2010년 병원통계에 따르면 전국 병원의 평균 의료수익 증가율은 5.1%이고, 1000병상 이상의 상급종합병원은 2.5%, 500~1000병상의 상급종합병원은 5.0%임

2. 재무비율 사총사!

4) 성장성 분석

의료수익 증가율

총자본 증가율

- 전년도 총자본액에 대한 당해년도 총자본액의 증가율을 나타내는 지표

총자본 증가율(%) = (당기총자본 –전기총자본)/전기총자본 × 100

병원의 총자본 증가율도 불규칙적인 면이 있기 때문에
과거 몇 년간의 값을 함께 비교해볼 것!

- 총자본 증가율
  - 전년도 총자본액에 대한 당해년도 총자본액의 증가율을 나타내는 지표
  - 분모에는 전기 대차대조표를 보고 전기 총자본의 금액을, 분자에는 대차대조표를 보고 당기 총자본에서 전기 총자본을 뺀 나머지 금액을 대입하여 나눈 다음 곱하기 100한 값
  - 총자본 증가율도 병원의 의료수익 증가율과 마찬가지로 몇 년간의 추이를 분석하는 것이 중요

2. 재무비율 사총사!

4) 성장성 분석

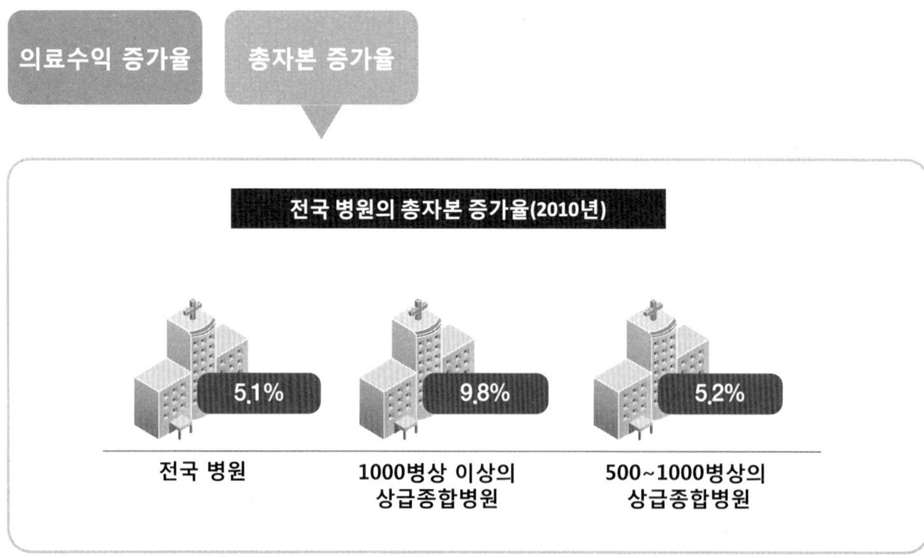

- 전국 병원의 총자본 증가율 통계
- 2010년 병원통계에 따르면 전국 병원의 평균 총자본 증가율은 5.1%이고, 1000병상 이상의 상급종합병원은 9.8%, 500~1000병상의 상급종합병원은 5.2%임

2. 재무비율 사총사!

5) 활동성 분석

활동성 — **병원이 보유하고 있는 자산을 의료수익 창출을 위해 얼마나 효율적으로 활용하고 있는지 측정하는 것**

활동성 분석 지표

- 총자본 회전율, 총자본 회전기간, 재고자산 회전율, 재고자산 보유일수, 의료미수금 회전율 및 의료미수금 회전기간 등

활동성을 분석하기 위해서는 대차대조표와 손익계산서가 필요함

- 활동성
  - 병원이 보유하고 있는 자산을 의료수익 창출을 위해 얼마나 효율적으로 활용하고 있는지 측정하는 것
  - 활동성 분석 지표: 총자본 회전율, 총자본 회전기간, 재고자산 회전율, 재고자산 보유일수, 의료미수금 회전율 및 의료미수금 회전기간 등
  - 활동성 분석을 위해서도 대차대조표와 손익계산서가 모두 필요함

2. 재무비율 사총사!

5) 활동성 분석

총자본 회전율 | **의료미수금 회전율**

- 의료기관에 투입된 총자본의 운용 효율을 총괄적으로 표시하는 지표

총자본 회전율(회) = 의료수익/총자본

↓

총자본 회전율이 높을수록 ➡ 병원의 운영이 활발함

- 총자본 회전율
  - 병원에 투입된 총자본의 운용 효율을 총괄적으로 표시하는 지표
  - 분모에는 대차대조표를 보고 총자본의 금액을, 분자에는 당기 손익계산서를 보고 의료수익의 금액을 대입하여 나눈 값
  - 총자본 회전율은 1년 동안 의료수익을 창출하는데 총자본을 몇 회 이용하였는 가를 나타내는 지표로 높을수록 병원의 운영이 활발하게 이루어지고 있음을 의미

2. 재무비율 사총사!

5) 활동성 분석

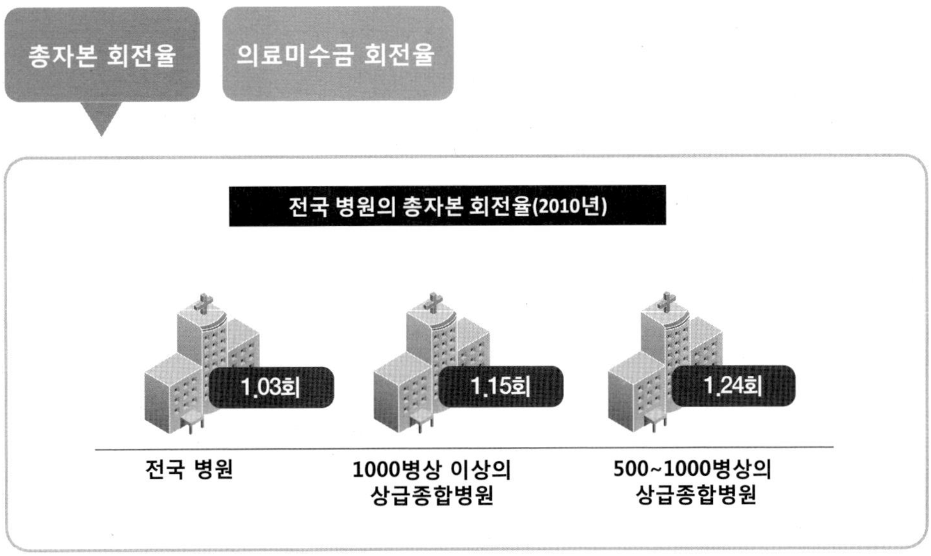

- 전국 병원의 총자본 회전율 통계
- 2010년 병원통계에 따르면 전국 병원의 평균 총자본 회전율은 1.03회이고, 1000병상 이상의 상급종합병원은 1.15회, 500~1000병상의 상급종합병원은 1.24회임

2. 재무비율 사총사!

5) 활동성 분석

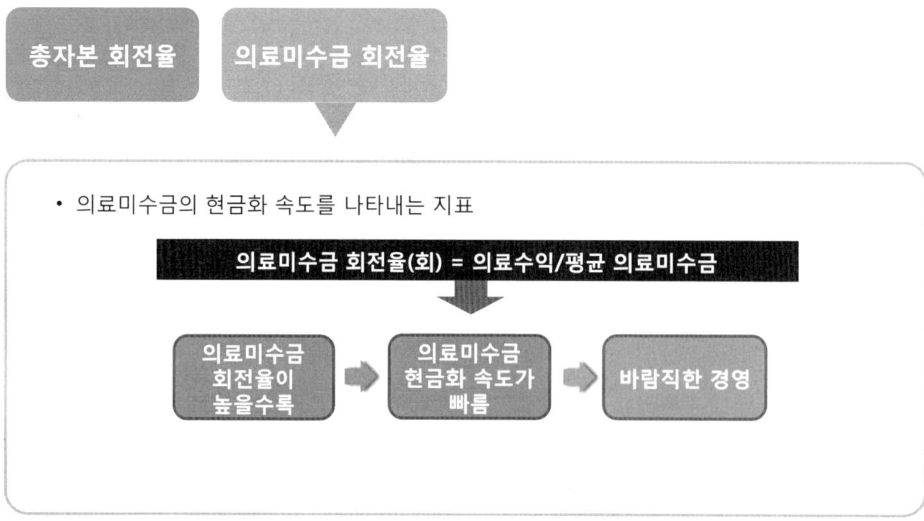

- 의료미수금 회전율
  - 의료미수금의 현금화 속도를 나타내는 지표
  - 분모에는 대차대조표를 보고 평균 의료미수금의 금액을, 분자에는 손익계산서를 보고 의료수익의 금액을 대입하여 나눈 값
  - 의료미수금 회전율이 높을수록 병원의 의료미수금의 현금화 속도가 빠름을 의미하여 바람직한 경영이 이루어지고 있는 것으로 판단

2. 재무비율 사총사!

5) 활동성 분석

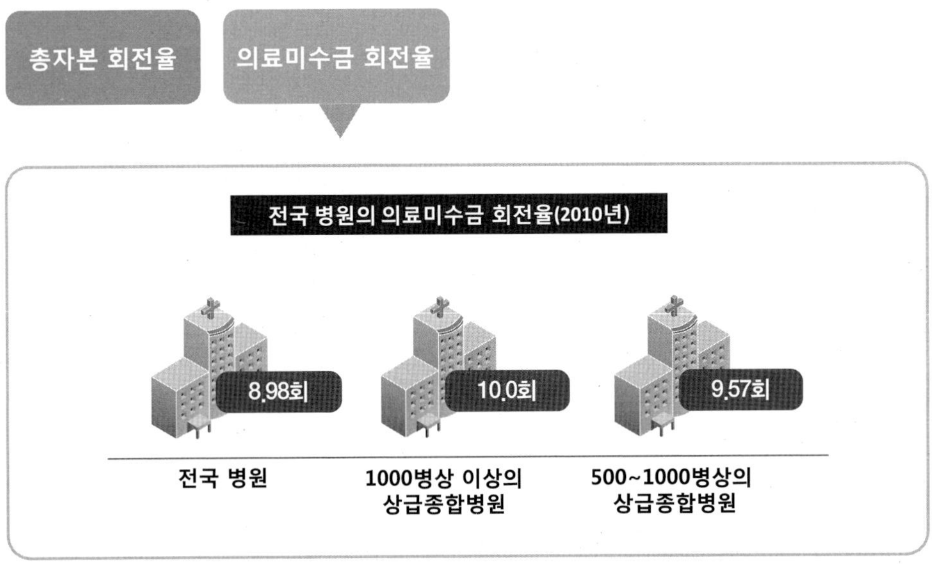

- 전국 병원의 의료미수금 회전율 통계
- 2010년 병원통계에 따르면 전국 병원의 평균 의료미수금 회전율은 8.98회로, 1000병상 이상의 상급종합병원은 10.0회, 500~1000병상의 상급종합병원은 9.57회임

정리하기

1. 재무비율이 무엇인가요?

- 재무제표에 나타난 두 개 이상의 항목간의 관계를 분석한 지표
- 조직의 재무상태를 분석할 수 있는 자료

2. 재무비율 사총사!

분석	정의	지표
안전성	병원이 보유하고 있는 자산 중에서 1년 이내에 현금화할 수 있는 자산을 얼마나 보유하고 있는지 측정하는 비율	유동비율, 타인자본 의존도
수익성	병원의 차입금 상환능력 및 재무적 건전성에 관한 정보를 제공해주는 비율	총자본 순이익률, 의료수익 순이익률
성장성	일정기간 동안 병원의 수익 규모, 환자 수, 경영성과가 얼마나 증가했는지 나타내는 비율	의료수익증가율, 총자본 증가율
활동성	병원이 보유하고 있는 자산을 의료수익 창출을 위해 얼마나 효율적으로 활용하고 있는지 측정하는 비율	총자본 회전율, 의료미수금 회전율

제6장

실전 재무비율 사례분석

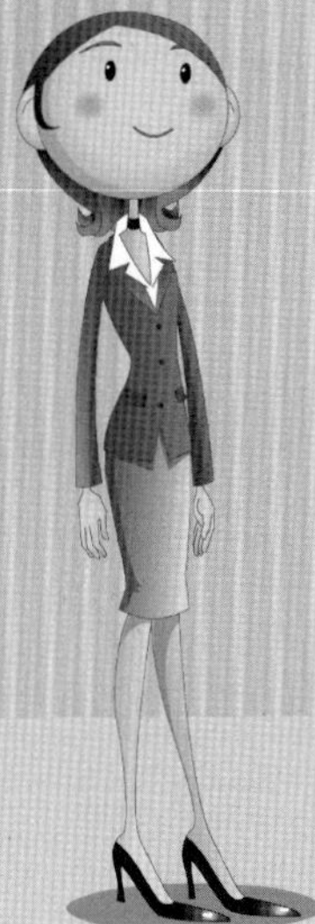

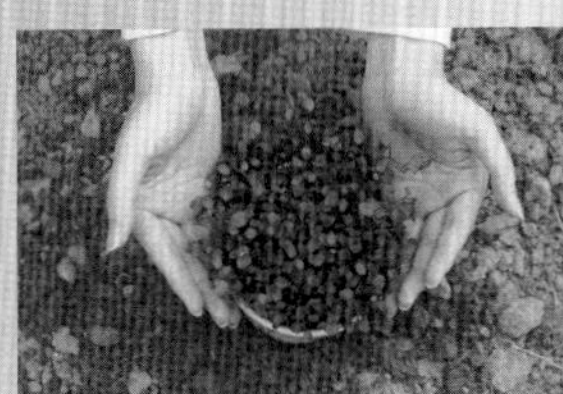

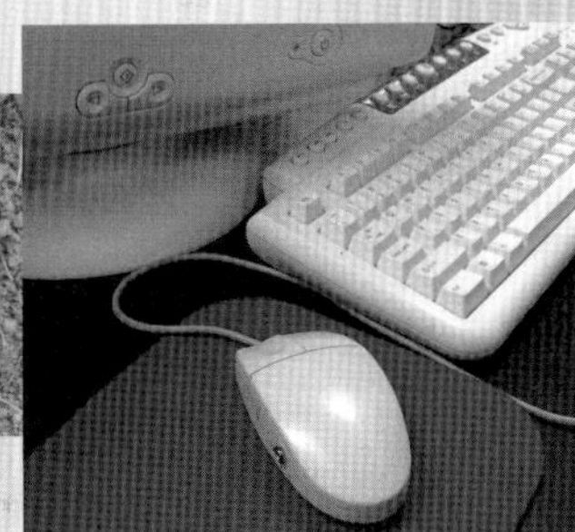

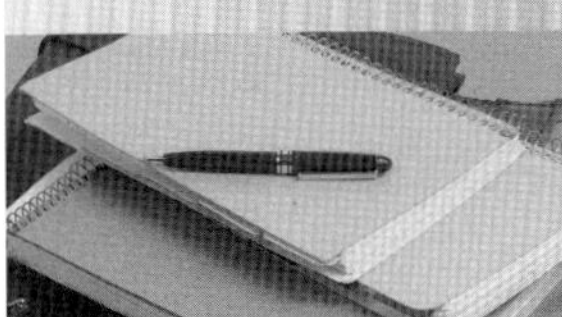

학습목표

1. 병원의 재무제표를 이용하여 재무비율을 분석하고 평가할 수 있다.

학습내용

1. 사례요약
2. 재무비율 사례분석

1. 사례요약

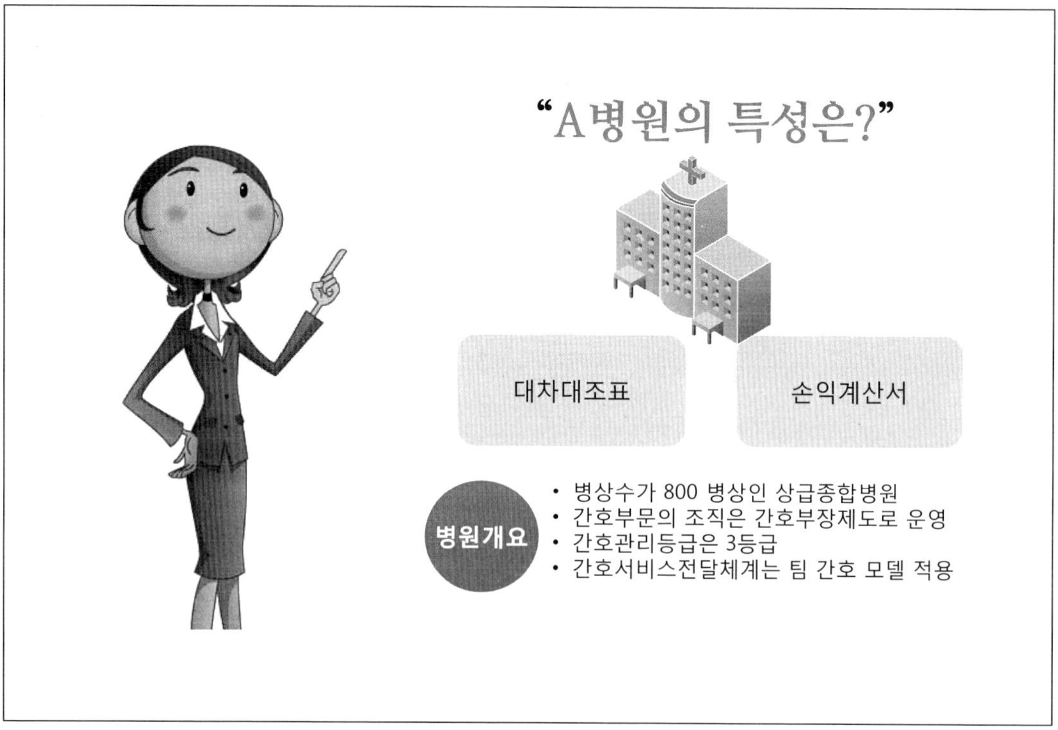

- 사례 병원의 대차대조표와 손익계산서를 보면서 병원의 재무상태를 파악
- A병원의 특성
  - 병상수가 800 병상인 상급종합병원
  - 간호부문의 조직은 간호부장제도로 운영
  - 간호관리등급은 3등급
  - 간호서비스전달체계는 팀 간호 모델을 적용

1. 사례요약

대차대조표(요약)

〈차변〉

계정과목	금액
자산	
Ⅰ. 유동자산	37,335,261,976
(1) 당좌자산	37,185,753,809
1. 현금 및 현금등가물	1,207,790,660
2. 단기금융상품	15,118,617,652
3. 의료미수금	18,966,884,568
4. 미수금	1,090,475,314
5. 미수수익	492,885,006
6. 선급금	168,587,357
7. 선급비용	194,595,255
8. 선급제세	89,088,941
9. 본점대여금	0
(2) 재고자산	149,508,167
Ⅱ. 고정자산	143,410,306,427
(1) 투자자산	8,766,099,836
(2) 유형자산	134,132,186,212
(3) 무형자산	512,020,379
자산총계	180,745,568,403

〈대변〉

부채	
Ⅰ. 유동부채	52,512,930,303
Ⅱ. 고정부채	54,524,221,840
부채총계	107,037,152,143

자본	
Ⅰ. 기본금	32,735,275,878
Ⅱ. 잉여금	40,973,140,382
자본총계	73,708,416,260
부채와 자본 총계	180,745,568,403

* 전기총자본 : 67,705,119,336
* 전기의료미수금 : 17,684,825,848

- A병원의 대차대조표
  - 대변: 총부채의 크기는 1,070억 규모, 자본금은 737억원 정도, 부채와 자본을 합한 총계는 1,807억원 규모
  - 차변: 유동자산은 총 373억원, 고정자산은 1,434억원, 유동자산에서는 당좌자산이 372억원으로 가장 많고, 고정자산에서는 유형자산이 1,341억원으로 가장 많음

1. 사례요약

손익계산서(요약)

과목	당기	전기
	금액	금액
Ⅰ. 의료수익	192,954,028,202	165,922,476,593
Ⅱ. 의료비용	189,498,132,548	165,756,948,096
Ⅲ. 의료이익	3,455,895,654	165,528,497
Ⅳ. 의료외수익	14,290,061,359	11,668,784,445
Ⅴ. 의료외비용	11,742,660,059	10,169,943,431
Ⅵ. 경상이익	6,003,296,924	1,664,369,511
Ⅶ. 특별이익	0	0
Ⅷ. 특별손실	0	0
Ⅸ. 당기순이익	6,003,296,924	1,664,369,511

- A병원의 손익계산서
  - 한 해 동안 달성한 총 의료수익은 1,930억원 규모, 이를 위해 소비한 의료비용은 1,895억원으로 의료이익금은 약 35억
  - 의료외수익과 의료외비용을 계산하고 얻은 경상이익은 60억
  - 특별이익과 특별손실에 해당하는 금액은 없으므로 당기순이익은 그대로 60억
  - 법인세도 반영이 되어야 하지만 본 사례에서는 학습목적에 맞도록 손익계산서를 재구성

2. 재무비율 사례분석

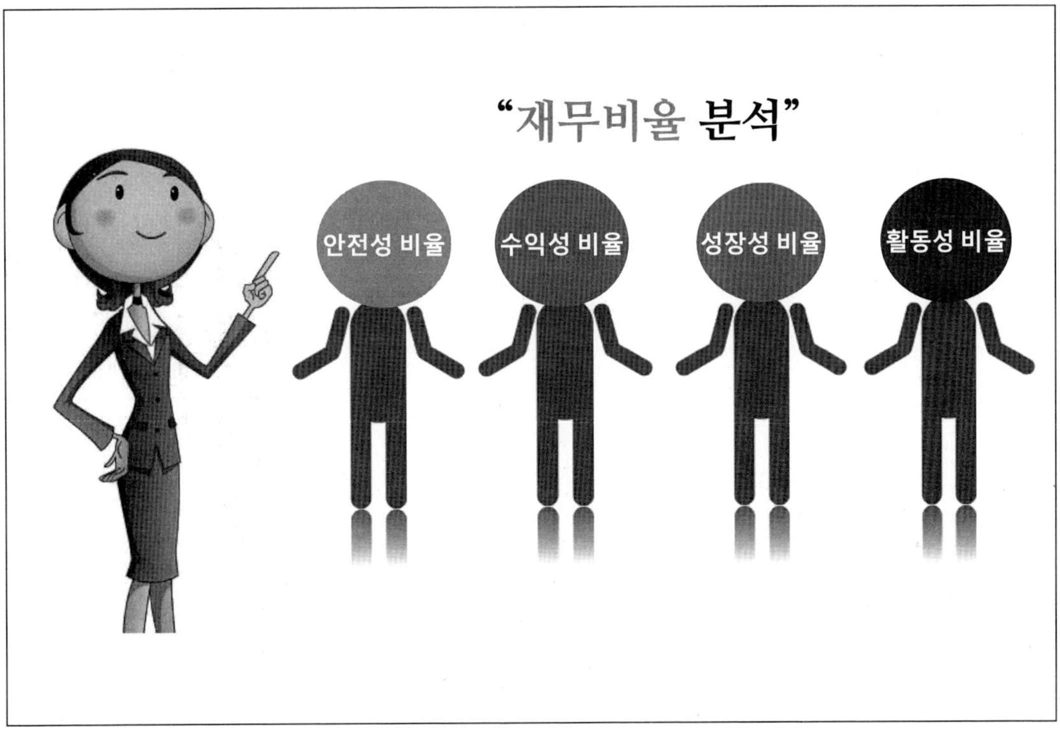

- 재무비율 분석: 안전성 비율, 수익성 비율, 성장성 비율, 활동성 비율
- 안전성, 수익성, 성장성, 그리고 활동성을 보여주는 대표적인 지표를 가지고 사례 병원의 재무비율을 분석하도록 함

2. 재무비율 사례분석

1) 안전성

유동비율

$$\text{유동비율(\%)} = \frac{\text{유동자산}}{\text{유동부채}} \times 100$$

$$71.1\% = \frac{37{,}335{,}261{,}976\text{원}}{52{,}512{,}930{,}303\text{원}} \times 100$$

- 2010년 병원경영통계에서 500~1000병상의 상급종합병원의 유동비율 109.7%
  → A병원의 유동성은 71.1%이므로 불량한 상태

A병원 주요 특성

[대차대조표]

- 총부채 : 107,037,152,143원
- 당기총자본 : 73,708,416,260원
- 전기총자본 : 67,705,119,336원
- 유동자산 : 37,335,261,976원
- 유동부채 : 52,512,930,303원
- 당기의료미수금 : 8,966,884,568원
- 전기의료미수금 : 17,684,825,848

[손익계산서]

- 당기순이익 : 6,003,296,924원
- 당기의료수익 : 192,954,028,202원
- 전기의료수익 : 165,922,476,593원

- 유동비율: 유동자산을 유동부채로 나눈 값의 백분율을 구한 것
  - 유동자산과 유동부채 역시 병원의 대차대조표에서 찾을 수 있음
  - 유동비율은 값이 높을수록 재무적 안전성이 양호함을 의미
  - A 병원의 유동자산은 37,335,261,976원, 유동부채는 52,512,930,303원: 유동비율은 71.1%
  - 2010년 병원경영통계에서 500~1000병상의 상급종합병원의 유동비율은 109.7%%로 A병원의 유동비율은 71.1%이므로 사례 병원의 유동성은 불량한 상태

2. 재무비율 사례분석

1) 안전성

유동비율 | **타인자본의존도** | 안전성 분석

$$\text{타인자본의존도(\%)} = \frac{\text{부채}}{\text{총자본}} \times 100$$

$$145.2\% = \frac{107{,}037{,}152{,}143\text{원}}{73{,}708{,}416{,}260\text{원}} \times 100$$

- 2010년 병원경영통계에서 500~1000병상의 상급종합병원의 타인자본의존도 : **65.8%**
  → **A병원의 타인자본의존도는 145.2%이므로 재무적 안전성은 불량한 상태**

A병원 주요 특성

[대차대조표]

- 총부채 : 107,037,152,143원
- 당기총자본 : 73,708,416,260원
- 전기총자본 : 67,705,119,336원
- 유동자산 : 37,335,261,976원
- 유동부채 : 52,512,930,303원
- 당기의료미수금 : 8,966,884,568원
- 전기의료미수금 : 17,684,825,848

[손익계산서]

- 당기순이익 : 6,003,296,924원
- 당기의료수익 : 192,954,028,202원
- 전기의료수익 : 165,922,476,593원

- 타인자본의존도: 부채를 총자본으로 나눈 값의 백분율을 구한 것
  - 부채와 총자본은 병원의 대차대조표에서 찾을 수 있음
  - 타인자본의존도는 값이 낮을수록 재무적 안전성이 양호함을 의미
  - A 병원의 부채는 107,037,152,143원, 총자본은 73,708,416,260원: 타인자본의존도는 145.2%
  - 2010년 병원경영통계: 500~1000병상의 상급종합병원의 타인자본의존도는 65.8%로 A병원의 타인자본의존도는 145.2%이므로 본 사례 병원의 재무적 안전성은 불량한 상태

2. 재무비율 사례분석

1) 안전성

유동비율 | 타인자본의존도 | **안전성 분석**

유동비율(%) = 71.1% → 불량한 상태

타인자본의존도(%) = 145.2% → 불량한 상태

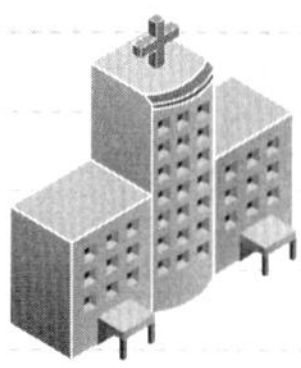

- 부도를 경험할 수도 있는 매우 위험한 상태
- 자본 조달 측면에서 부채가 차지하는 비율이 145%에 달하고 있기 때문에 더 이상의 추가 부채 발생은 어려움

안전성 부분에서는 위험한 상태

A병원 주요 특성

[대차대조표]

- 총부채 : 107,037,152,143원
- 당기총자본 : 73,708,416,260원
- 전기총자본 : 67,705,119,336원
- 유동자산 : 37,335,261,976원
- 유동부채 : 52,512,930,303원
- 당기의료미수금 :18,966,884,568원
- 전기의료미수금 : 17,684,825,848

[손익계산서]

- 당기순이익 : 6,003,296,924원
- 당기의료수익 : 192,954,028,202원
- 전기의료수익 : 165,922,476,593원

- 본 사례 병원은 돌아오는 부채를 막지 못하여 부도를 경험할 수도 있는 매우 위험한 상태
- 현재에도 자본 조달 측면에서 부채가 차지하는 비율이 145%에 달하고 있기 때문에 더 이상의 추가 부채 발생은 어려울 것으로 판단되어 사면초가의 상황임

2. 재무비율 사례분석

2) 수익성

총자본 순이익률 | 의료수익 순이익율 | 수익성 분석

$$\text{총자본 순이익률(\%)} = \frac{\text{당기순이익}}{\text{총자본}} \times 100$$

$$8.1\% = \frac{6{,}003{,}296{,}924\text{원}}{73{,}708{,}416{,}260\text{원}} \times 100$$

- 2010년 병원경영통계에서 500~1000병상의 상급종합병원의 총자본 순이익률 -0.8%
  → A병원의 총자본 순이익율은 8.1%이므로 양호한 상태

A병원 주요 특성

[대차대조표]
- 총부채 : 107,037,152,143원
- 당기총자본 : 73,708,416,260원
- 전기총자본 : 67,705,119,336원
- 유동자산 : 37,335,261,976원
- 유동부채 : 52,512,930,303원
- 당기의료미수금 : 8,966,884,568원
- 전기의료미수금 : 17,684,825,848

[손익계산서]
- 당기순이익 : 6,003,296,924원
- 당기의료수익 : 192,954,028,202원
- 전기의료수익 : 165,922,476,593원

- 총자본 순이익률: 투입자본에 대한 수익성을 측정하는 주요지표인 총자본 순이익률은 당기순이익을 총자본으로 나눈 값의 백분율을 구한 것
  - 총자본 의료이익률은 값이 높을수록 수익성이 양호함을 의미
  - 당기순이익은 손익계산서에서, 총자본은 대차대조표에서 찾을 수 있음
  - A 병원의 당기순이익은 6,003,296,924원, 총자본은 73,708,416,260원: 총자본 순이익률은 8.1%
  - 2010년 병원경영통계에서 500~1000병상의 상급종합병원의 총자본 순이익률은 -0.8%로 A병원의 총자본 순이익률은 8.1%이므로 사례 병원의 총자본 순이익율은 양호한 상태

2. 재무비율 사례분석

2) 수익성

총자본 순이익률 | 의료수익 순이익율 | 수익성 분석

$$\text{의료수익 순이익율(\%)} = \frac{\text{당기순이익}}{\text{의료수익}} \times 100$$

$$3.1\% = \frac{6{,}003{,}296{,}924\text{원}}{192{,}954{,}028{,}202} \times 100$$

- 2010년 병원경영통계에서 500~1000병상의 상급종합병원의 의료수익 순이익률 -0.6%
  → A병원의 의료수익 순이익률은 3.1%이므로 양호한 상태

A병원 주요 특성

[대차대조표]

- 총부채 : 107,037,152,143원
- 당기총자본 : 73,708,416,260원
- 전기총자본 : 67,705,119,336원
- 유동자산 : 37,335,261,976원
- 유동부채 : 52,512,930,303원
- 당기의료미수금 : 8,966,884,568원
- 전기의료미수금 : 17,684,825,848

[손익계산서]

- 당기순이익 : 6,003,296,924원
- 당기의료수익 : 192,954,028,202원
- 전기의료수익 : 165,922,476,593원

- 의료수익 순이익률: 당기순이익을 의료수익으로 나눈 값의 백분율을 구한 것
  - 의료활동을 통해 얼마나 수익을 창출할 수 있는가를 나타내는 지표
  - 의료수익 순이익률은 값이 높을수록 수익성이 양호함을 의미
  - 당기순이익과 의료수익은 손익계산서에서 찾을 수 있음
  - A 병원의 당기순이익은 6,003,296,924원, 의료수익은 192,954,028,202원: 의료수익 순이익률은 3.1%
  - 2010년 병원경영통계에서 500~1000병상의 상급종합병원의 의료수익 순이익률은 -0.6%로 A병원의 의료수익순이익율은 3.1%이므로 사례 병원의 의료수익 순이익율은 양호한 상태

2. 재무비율 사례분석

2) 수익성

총자본 순이익률 | 의료수익 순이익율 | **수익성 분석**

총자본 순이익률(%) = 8.1% → 양호한 상태

의료수익 순이익율(%) = 3.1% → 양호한 상태

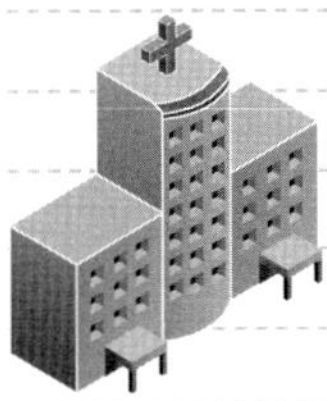

병원의 경영성과는 높음

A병원 주요 특성

[대차대조표]

- 총부채 : 107,037,152,143원
- 당기총자본 : 73,708,416,260원
- 전기총자본 : 67,705,119,336원
- 유동자산 : 37,335,261,976원
- 유동부채 : 52,512,930,303원
- 당기의료미수금 : 8,966,884,568원
- 전기의료미수금 : 17,684,825,848

[손익계산서]

- 당기순이익 : 6,003,296,924원
- 당기의료수익 : 192,954,028,202원
- 전기의료수익 : 165,922,476,593원

- 수익성 측면에서는 각각 총자본 순이익률이 8.1%, 의료수익 순이익률이 3.1%로 상급종합병원의 평균 수익률보다 높아 병원의 경영성과는 높다는 것을 확인

2. 재무비율 사례분석

3) 성장성

의료수익증가율	총자본증가율	성장성 분석

$$\text{의료수익증가율(\%)} = \frac{\text{당기의료수익} - \text{전기의료수익}}{\text{전기수익}} \times 100$$

$$16.3\% = \frac{192{,}954{,}028{,}202\text{원} - 165{,}922{,}476{,}593\text{원}}{165{,}922{,}476{,}593\text{원}} \times 100$$

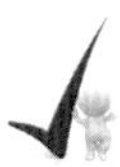

- 2010년 병원경영통계에서 500~1000병상의 상급종합병원의 의료수익증가율 5.0%
  → A병원의 의료수익증가율은 16.3%이므로 매우 양호환 상태

A병원 주요 특성

[대차대조표]

- 총부채 : 107,037,152,143원
- 당기총자본 : 73,708,416,260원
- 전기총자본 : 67,705,119,336원
- 유동자산 : 37,335,261,976원
- 유동부채 : 52,512,930,303원
- 당기의료미수금 : 8,966,884,568원
- 전기의료미수금 : 17,684,825,848

[손익계산서]

- 당기순이익 : 6,003,296,924원
- 당기의료수익 : 192,954,028,202원
- 전기의료수익 : 165,922,476,593원

- 의료수익증가율: 병원의 외형적인 신장세를 판단하는 대표적인 지표로 당기의료수익과 전기의료수익의 차이를 전기의료수익으로 나눈 값의 백분율을 구한 것
  - 의료수익증가율은 값이 높을수록 성장성이 양호함을 의미
  - 당기의료수익과 전기의료수익은 병원의 손익계산서에서 찾을 수 있음
  - A 병원의 당기의료수익은 192,954,028,202원이고, 전기의료수익은 165,922,476,593원: 의료수익증가율은 16.3%
  - 2010년 병원경영통계에서 500~1000병상의 상급종합병원의 의료수익증가율은 5.0%로 A병원의 의료수익증가율은 16.3%이므로 사례 병원의 수익증가율은 매우 양호한 상태

2. 재무비율 사례분석

3) 성장성

의료수익증가율 | **총자본증가율** | 성장성 분석

$$\text{총자본증가율(\%)} = \frac{\text{당기총자본} - \text{전기총자본}}{\text{전기총자본}} \times 100$$

$$8.9\% = \frac{73{,}708{,}416{,}260\text{원} - 67{,}705{,}119{,}336\text{원}}{67{,}705{,}119{,}336\text{원}} \times 100$$

- 2010년 병원경영통계에서 500~1000병상의 상급종합병원의 총자본 증가율 5.2%
  → **A병원의 총자본증가율은 8.9%이므로 양호한 상태**

A병원 주요 특성

[대차대조표]
- 총부채 : 107,037,152,143원
- 당기총자본 : 73,708,416,260원
- 전기총자본 : 67,705,119,336원
- 유동자산 : 37,335,261,976원
- 유동부채 : 52,512,930,303원
- 당기의료미수금 : 8,966,884,568원
- 전기의료미수금 : 17,684,825,848

[손익계산서]
- 당기순이익 : 6,003,296,924원
- 당기의료수익 : 192,954,028,202원
- 전기의료수익 : 165,922,476,593원

- 총자본 증가율은 당기총자본과 전기총자본의 차이를 전기총자본으로 나눈 값의 백분율을 구한 것
  - 총자본 증가율은 값이 높을수록 성장성이 양호함을 의미
  - 당기총자본과 전기총자본은 병원의 대차대조표에서 찾을 수 있음
  - A 병원의 당기총자본은 73,708,416,260원이고 전기총자본은 67,705,119,336원: 총자본 증가율은 8.9%
  - 2010년 병원경영통계에서 500~1000병상의 상급종합병원의 총자본 증가율은 5.2%로 A병원의 총자본 증가율은 8.9%이므로 사례 병원의 총자본 증가율 또한 양호한 상태

2. 재무비율 사례분석

3) 성장성

의료수익증가율 | 총자본증가율 | **성장성 분석**

의료수익증가율(%) = 16.3% → 양호한 상태

총자본증가율(%) = 8.9% → 양호한 상태

병원의 성장수준이 높음

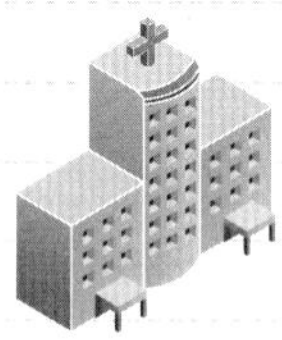

단, 전기 대비 당기의
의료수익증가율이 높은 이유를
좀 더 심층 분석할 필요가 있음

A병원 주요 특성

[대차대조표]

- 총부채 : 107,037,152,143원
- 당기총자본 : 73,708,416,260원
- 전기총자본 : 67,705,119,336원
- 유동자산 : 37,335,261,976원
- 유동부채 : 52,512,930,303원
- 당기의료미수금 : 8,966,884,568원
- 전기의료미수금 : 17,684,825,848

[손익계산서]

- 당기순이익 : 6,003,296,924원
- 당기의료수익 : 192,954,028,202원
- 전기의료수익 : 165,922,476,593원

- 사례 병원의 성장성은 양호한 수준으로 특히 전기 대비 당기의 수익증가율이 높아 그 원인이 어디에 있는가를 좀 더 심층 분석할 필요가 있음을 알 수 있음

2. 재무비율 사례분석

4) 활동성

총자본 회전율 | 의료미수금 회전율 | 활동성 분석

$$\text{총자본 회전율(회)} = \frac{\text{의료수익}}{\text{총자본}}$$

$$\text{2.6회} = \frac{\text{192,954,028,202원}}{\text{73,708,416,260원}}$$

- 2010년 병원경영통계에서 500~1000병상의 상급종합병원의 총자본 회전율 1.24회
  → A병원의 총자본 회전율은 2.6회이므로 양호한 상태

A병원 주요 특성

[대차대조표]

- 총부채 : 107,037,152,143원
- 당기총자본 : 73,708,416,260원
- 전기총자본 : 67,705,119,336원
- 유동자산 : 37,335,261,976원
- 유동부채 : 52,512,930,303원
- 당기의료미수금 : 8,966,884,568원
- 전기의료미수금 : 17,684,825,848

[손익계산서]

- 당기순이익 : 6,003,296,924원
- 당기의료수익 : 192,954,028,202원
- 전기의료수익 : 165,922,476,593원

- 총자본회전율: 의료기관에 투입된 총자본의 운용효율을 총괄적으로 표시하는 지표로 의료수익을 총자본으로 나눈 값
  - 총자본 회전율은 값이 높을수록 활동성이 양호함을 의미
  - 의료수익은 손익계산서에서, 총자본은 대차대조표에서 찾을 수 있음
  - A 병원의 의료수익은 192,954,028,202원이고 총자본은 73,708,416,260원: 총자본 회전율은 2.6회
  - 2010년 병원경영통계에서 500~1000병상의 상급종합병원의 총자본 회전율은 1.24회로 A병원의 총자본 회전율은 2.6회 이므로 양호한 수준

2. 재무비율 사례분석

4) 활동성

의료미수금 회전율

$$\text{의료미수금 회전율(회)} = \frac{\text{의료수익}}{\text{평균의료미수금}}$$

$$10.5\text{회} = \frac{192{,}954{,}028{,}202\text{원}}{18{,}325{,}855{,}208\text{원}}$$

- 2010년 병원경영통계에서 500~1000병상의 상급종합병원의 의료미수금 회전율 9.57회
  → A병원의 의료미수금 회전율은 10.5회이므로 양호한 상태

A병원 주요 특성

[대차대조표]

- 총부채 : 107,037,152,143원
- 당기총자본 : 73,708,416,260원
- 전기총자본 : 67,705,119,336원
- 유동자산 : 37,335,261,976원
- 유동부채 : 52,512,930,303원
- 당기의료미수금 : 8,966,884,568원
- 전기의료미수금 : 17,684,825,848

[손익계산서]

- 당기순이익 : 6,003,296,924원
- 당기의료수익 : 192,954,028,202원
- 전기의료수익 : 165,922,476,593원

- 의료미수금회전율: 의료미수금이 현금화되는 속도를 나타내는 지표
  - 의료미수금 회전율은 값이 높을수록 활동성이 양호함을 의미
  - 의료수익은 손익계산서에서, 평균의료미수금은 대차대조표에서 찾을 수 있음
  - A 병원의 의료수익은 192,954,028,202원, 평균 의료미수금은 전기 의료미수금과 당기 의료미수금의 합을 2로 나눈 값으로 18,325,855,208원: 의료미수금회전율은 10.5회
  - 2010년 병원경영통계에서 500~1000병상의 상급종합병원의 의료미수금 회전율은 9.57회로 A병원의 의료미수금 회전율은 10.5회이므로 양호한 상태

2. 재무비율 사례분석

4) 활동성

총자본 회전율 | 의료미수금 회전율 | **활동성 분석**

총자본 회전율(회) = 2.6회 → 양호한 상태

의료미수금 회전율(회) = 10.5회 → 양호한 상태

병원의 활동성은 양호

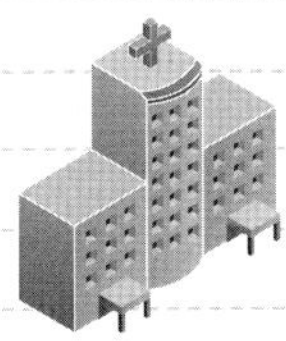

특히 총자본회전율과
의료미수금회전율은 평균보다
높아 미수금 회수가 빨리
이루어지고 있음

A병원 주요 특성

[대차대조표]

- 총부채 : 107,037,152,143원
- 당기총자본 : 73,708,416,260원
- 전기총자본 : 67,705,119,336원
- 유동자산 : 37,335,261,976원
- 유동부채 : 52,512,930,303원
- 당기의료미수금 : 8,966,884,568원
- 전기의료미수금 : 17,684,825,848

[손익계산서]

- 당기순이익 : 6,003,296,924원
- 당기의료수익 : 192,954,028,202원
- 전기의료수익 : 165,922,476,593원

- A병원의 활동성은 양호한 수준으로 특히 총자본회전율과 의료미수금회전율은 모두 평균보다 높아 미수금 회수가 빨리 이루어지고 있음을 알 수 있음

2. 재무비율 사례분석

5) 재무비율 분석결과

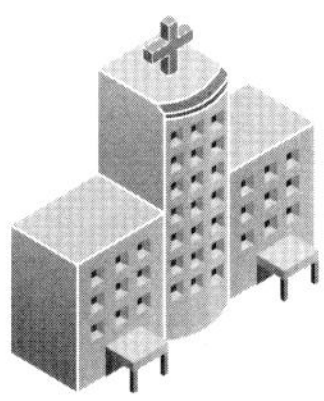

- **안전성**: 불량하여 유동성 위기 위험 높음
- **수익성**: 상대적으로 높은 경영 성과
- **성장성**: 상대적으로 높은 성장 수준
- **활동성**: 평균 이상

- 유동성 위기를 막기 위해 일부 자산을 매각함
- 높은 경영성과 실적을 가지고 투자요청을 함
- 자원의 선택과 집중 전략으로 수익증가 기여 부서에 집중 투자를 계획함
- 의료수익을 증가시키거나 의료미수금액을 낮추는 방안을 고려함

• 본 사례 병원의 재무비율 분석 결과를 통해 다음과 같은 영역별 시사점을 도출

– 유동성 위기를 막기 위해 일부 자산을 매각할 수 있음

– 높은 경영성과 실적을 가지고 은행을 찾아가 우리 병원에 좀 더 투자를 해 주면 그것을 갚을 능력이 있음을 보여줘 부채를 더 얻어올 수도 있음

– 당기 수익증가율이 높게 나타난 원인을 심층 분석하여 자원의 선택과 집중 전략으로 수익증가 기여 부서에 집중 투자를 계획 가능

– 활동성을 높이기 위해서는 의료수익을 증가시키거나 의료미수금액을 낮추는 방안을 고려

정리하기

A 병원의 재무상태 성적표

안전성	유동비율	불량
	타인자본의존도	불량
수익성	총자본 순이익률	양호
	의료수익 순이익률	양호
성장성	의료수익증가율	매우 양호
	총자본증가율	양호
활동성	총자본회전율	양호
	의료미수금회전율	양호

- A 병원의 재무상태
- 수익성, 성장성, 활동성 측면에서 대체적으로 양호한 것으로 나타남
  - 성장성에서 의료수익증가율은 매우 양호한 상태
  - 총자본순이익률, 의료수익순이익률, 총자본증가율, 총자본회전율, 의료미수금회전율도 양호한 상태
- 그러나 안전성 부분에서는 모두 불량한 상태로 나타남 세밀한 분석과 대응 전략이 필요함
  - 단기성부채에 대한 지불 능력을 나타내는 유동비율과 재무구조의 안전성을 판단하는 타인자본의존도는 모두 불량한 상태로 나타남
  - 안전성 부분에 대한 세밀한 분석과 대응 전략 필요

참고문헌

강동주, 김승희, 박용수, 박준, 손원일, 우경환 (2011). 병원회계재무. 대경

대한병원협회, 한국병원경영연구원 (2012). 2010 병원경영통계

양도현, 감형규 (2011). NEW 병원재무관리. 보문각

조성하, 배길수 (2007). 회계원리. 학현사

한국보건산업진흥원 (2005). 의료기관회계기준의 효율적인 정착방안 개발

한국보건산업진흥원 (2003). 의료기관회계기준의 시행과 재무제표 세부작성방법

Finkler, S. A., Kovner, C. T., & Jones, C. B (2007). Financial management for nurse managers and executives. Saunders Elsevier.